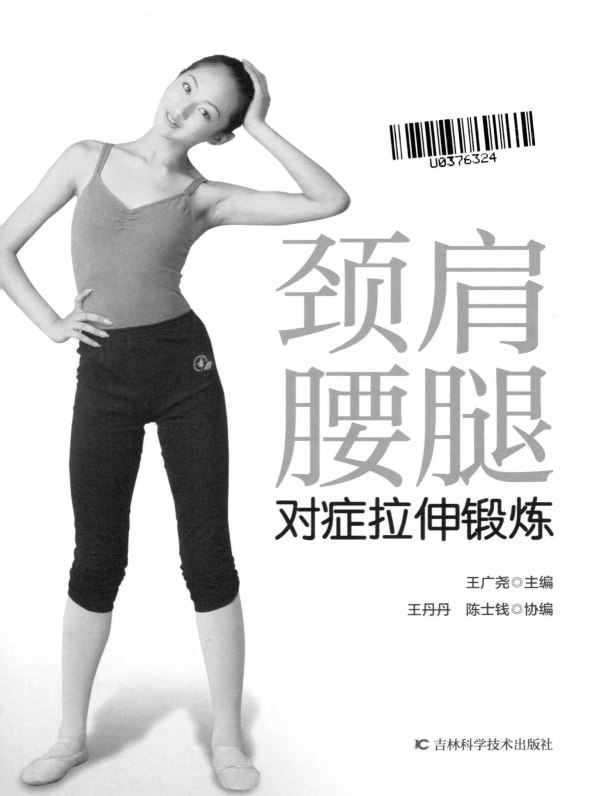

颈肩腰腿

对症拉伸锻炼

王广尧◎主编

王丹丹　陈士钱◎协编

吉林科学技术出版社

图书在版编目（ＣＩＰ）数据

颈肩腰腿对症拉伸锻炼 / 王广尧主编. -- 长春：
吉林科学技术出版社，2019.7
ISBN 978-7-5578-5229-0

Ⅰ. ①颈… Ⅱ. ①王… Ⅲ. ①颈肩痛－运动疗法②腰
腿痛－运动疗法 Ⅳ. ①R681.505

中国版本图书馆CIP数据核字（2018）第252622号

颈肩腰腿对症拉伸锻炼

Jing-jian-yao-tui Duizheng La-shen Duanlian

主　　编	王广尧
出 版 人	李　梁
责任编辑	韩　捷　李永百
书籍装帧	长春创意广告图文制作有限责任公司
制　　版	长春创意广告图文制作有限责任公司
幅面尺寸	170 mm × 240 mm
字　　数	180千字
印　　张	10.5
版　　次	2019年7月第1版
印　　次	2019年7月第1次印刷

出　　版　吉林科学技术出版社
发　　行　吉林科学技术出版社
地　　址　长春市福祉大路5788号出版集团Ａ座
邮　　编　130118
发行部电话/传真　0431-81629529　81629530　81629531
　　　　　　　　　　81629532　81629533　81629534
储运部电话　0431-86059116
编辑部电话　0431-81629518
印　　刷　长春新华印刷集团有限公司

书　　号　ISBN 978-7-5578-5229-0
定　　价　39.90元

前言

　　颈肩腰腿疾病是临床常见病、多发病，多为慢性劳损及无菌性炎症引起的以病患部位疼痛、肿胀，甚至功能受限为主的一组疾病，对人们的工作和生活影响极大。我国 50 岁左右的人群中大约有 25% 的人患过或正在患着颈肩腰腿疾病，60 岁左右的人患病率为 50%，70 岁左右人的患病率几乎达到 100%。随着人口结构的日趋老龄化，以及人们生活压力的逐渐增大，间接导致了生活方式的亚健康状态，致使颈肩腰腿疾病的发病率呈逐年上升的趋势。

　　常见的颈肩腰腿疾病包括颈椎病、肩周炎、腰椎间盘突出、腰肌劳损、坐骨神经痛、骨质增生、类风湿性关节炎、强直性脊柱炎等。因起病比较隐匿，症状不典型或疼痛时轻时重，有时甚至可自行缓解，因而不被广大患者所重视，从而错过了治疗的最佳时机。本书所介绍的对症拉伸锻炼，可以促进血液循环，增强肌肉拉力，增进软组织的活力。患者经过一段时间的拉伸锻炼，能够改善症状，减轻病痛。

　　本书分为颈椎病拉伸锻炼、肩周炎拉伸锻炼、腰肌劳损拉伸锻炼、关节炎拉伸锻炼四章，每章分为不同的套系动作，患者可根据自己的情况选择练习。各套动作配以动作说明、图片示范，图文并茂，便于读者掌握。我们期待本书可以帮您减轻病痛。

目 录 CONTENTS

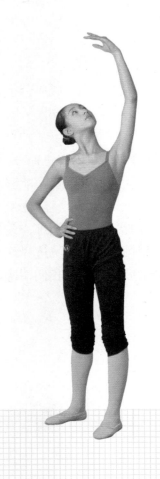

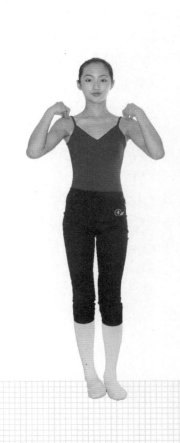

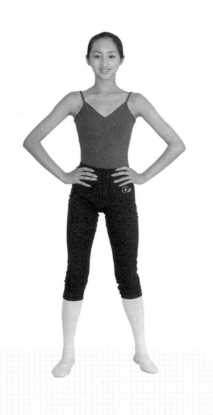

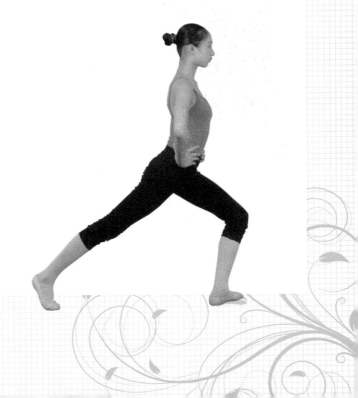

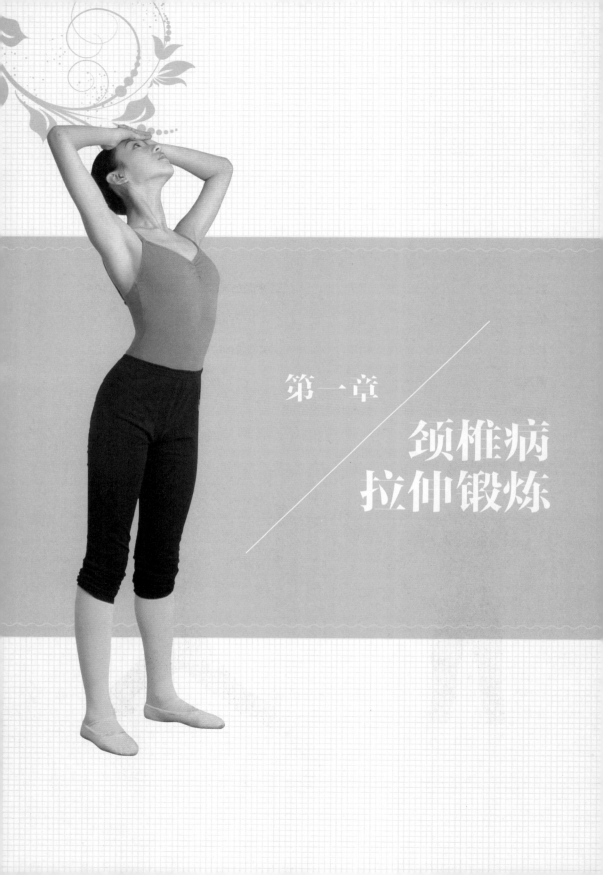

第一章

颈椎病
拉伸锻炼

> **什么是颈椎病**

　　颈椎病是由于颈椎间盘退行性病变、颈椎骨质增生所引起的疾患，以 40 岁以上的中老年人为多，具有发病率高、治疗时间长、治疗后极易复发等特点。颈椎病是多种疾病的根源，其退行性病变是一个长期、缓慢的过程，并非一日之寒。

> **常见颈椎病类型**

　　1. 神经根型：发病率最高，主要症状为疼痛向上臂、前臂和手指发射，手指有麻木、过敏等异样感，手指活动不灵，仰头、咳嗽、打喷嚏可加重疼痛，肩、上臂、前胸有疼痛感。

　　2. 交感神经型：表现为头晕、偏正头痛、枕部疼痛，眼窝肿痛、眼睑下垂、视物模糊、瞳孔散大或缩小，甚至失明，心跳加快、心动徐缓、心前区疼痛，肢体发冷，肢体、头颈、面部发麻疼痛。

　　3. 椎动脉型：主要为椎动脉供应区脑组织缺血的症状，表现为颈源性眩晕、恶心、耳鸣、耳聋、视物不清、头痛，甚至猝倒。在颈部扭转与后伸时症状加重。

　　4. 脊髓型：为脊椎受压所表现的症状，早期为单侧或双侧下肢麻木，以后发展为下肢软弱、行走困难、痉挛及强直，感觉、痛觉、温度觉障碍。

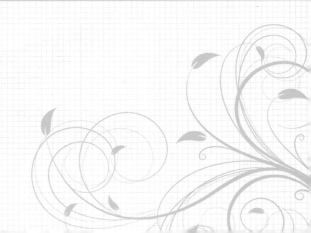

颈椎病是怎么患上的

1. 颈椎退行性改变：随着年龄的增长，颈椎及椎间盘会发生不同程度的改变，在颈椎体发生退行性改变的同时，椎间盘也发生相应改变。

2. 外伤因素：进行剧烈或不协调的活动，伤及颈椎间盘及韧带所致。

3. 慢性劳损：长期处于不良的姿势，颈椎的椎体及椎间盘受到来自各方面的牵拉、挤压或扭转，导致颈椎间盘退变及骨质增生，压迫脊髓及神经根引发颈椎病。

4. 气候因素：受到寒冷、潮湿等因素的影响，可造成颈部肌肉肿胀、痉挛，伤及颈椎及椎间盘。

颈椎病患者日常应注意哪些事项

1. 适当增加休息和活动的时间：长期从事案头工作的人，应增加工间休息和活动的时间，以促进全身的血液循环，消除颈部肌肉疲劳。

2. 选择合适的枕头：合适的枕头对预防和治疗颈椎病有重要意义。一般仰卧者枕高一拳，侧卧者枕高一拳半（约10厘米）。枕芯以木棉、荞麦皮为好，装填量要适当，以保持一定的硬度和弹性。弹性过大的枕头容易造成颈部肌肉的疲劳和损伤。习惯仰卧者最好在颈下垫一小枕头，以保持颈椎的生理弯曲。习惯侧卧者应将枕头充塞到面部与肩部的空隙中，以减轻颈部的负担。

3. 防止外伤与落枕：平时应防止颈部外伤及落枕，以免颈椎韧带损伤，使颈椎的稳定性受到破坏，进而诱发或加重颈椎病。

对症锻炼
积极防治颈椎病

对症锻炼对防治颈椎病有着重要的作用。本章介绍的对症锻炼，针对颈椎病有以下防治作用：

1. 促进颈椎部位血液循环：增强软组织活性，减轻、缓解颈部疾病。

2. 防止颈部运动障碍：增大颈部关节活动范围和灵活性，预防颈部关节发生强直。

3. 增强颈部周围肌肉力量：防止肌肉萎缩，保护颈部关节。

4. 矫正不良姿势：姿势正确也可起到保护颈部关节的作用。

5. 增强体质：体质强健了，病情自会缓解。

做对症锻炼防治颈椎病时
应注意的问题

1. 要持之以恒：颈椎病使颈部关节僵硬、疼痛，因而患者很容易把颈部活动量减低到最少，这样会导致颈部关节更僵硬、更疼痛，使症状加重。所以进行运动，贵在坚持。

2. 要注意动作做到位：如在锻炼时平伸、抬举要四肢伸直，弯曲时也要达到规定角度。锻炼时要认真、努力，以做完锻炼全身发热，身体略微出汗为好。

3. 要注意身体的感觉：有严重颈痛症状者锻炼时要慎重，动作要舒缓、柔和。如身体不适，就要减少或暂停运动，或只做简单、轻微的动作。

4. 有其他疾病者要控制好运动量：有严重内脏疾病及慢性病者，如心脏病、肺病、肝病及高血压患者，做操时要控制好运动量，不要过于用力，不要过于劳累。有严重骨骼疾病者，如骨质疏松症、软骨症、腰椎间盘突出症及严重关节炎患者，做操时也要注意，不要过于用力，动作不要过猛，最好只做徒手操。

5. 要选择适合自己的锻炼动作：本章编排了两套运动，每套运动有十几种动作。患者可根据自己的实际情况，选择适合自己的动作，不要过拘泥规定的动作和次数，要根据自己的情况进行安排，以达到祛病强身的目的。

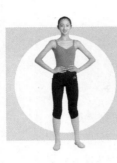

第一套

这套动作适合病情较重者，运动时要注意调节气息。每天早晚各做此套动作1遍。

第一节

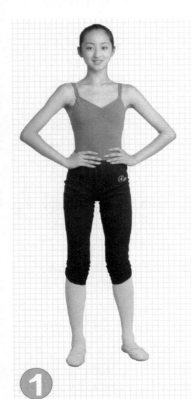 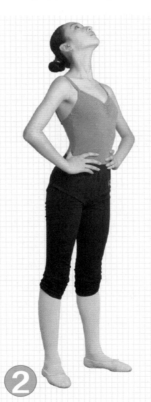 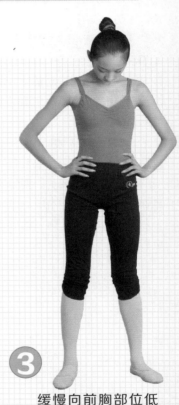

① 自然站立，双目平视，双脚分开，与两肩同宽，双手叉腰。

② 抬头后仰，同时吸气，双眼往上看，停留片刻。

③ 缓慢向前胸部位低头，同时呼气，双眼看地。做此动作时，要闭口，使下颌尽量紧贴前胸，停留片刻后再反复做5次。

动作要领：舒展、轻松、缓慢，以不感到难受为宜。

第二节

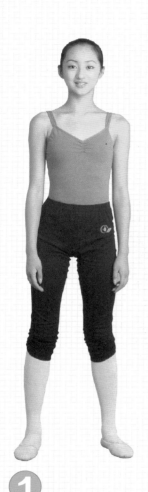

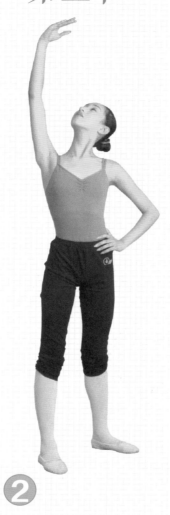

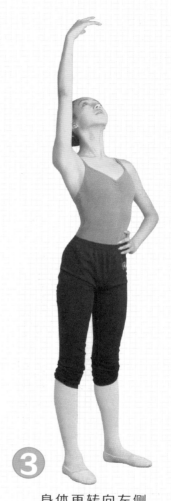

① 自然站立，双目平视，双脚分开，与肩同宽，双手自然下垂。

② 举右臂到头上，掌心向下，抬头目视手心，身体慢慢转向右侧，停留片刻。在转身时，要注意脚跟转动45度，身体重心稍向前倾。

③ 身体再转向左侧，旋转时要慢慢吸气，回转时慢慢呼气，整个动作要缓慢、协调。转动颈、腰部时，要尽量转到不能转为止，停留片刻，恢复初始姿势。

动作要领：舒展、轻松、缓慢，以不感到难受为宜。

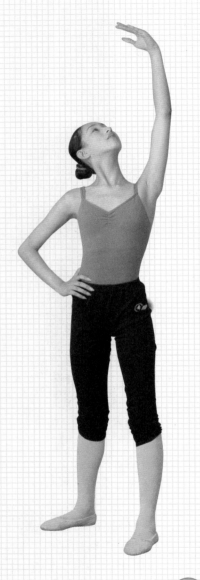 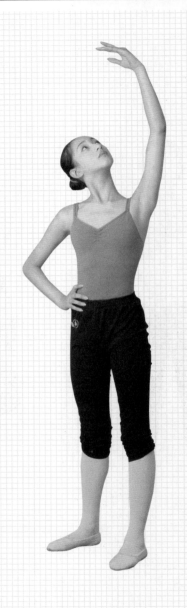

④

再换左臂做同样动
作。

注意：换手臂时，放下的手要沿耳根慢慢向下压，反复做 5 次。

第三节

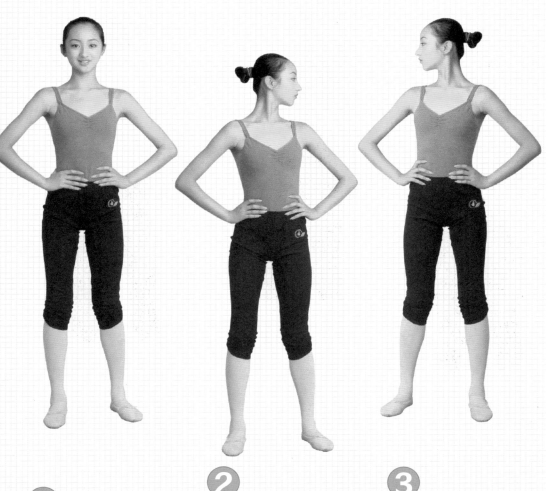

1

　　自然站立，双目平视，双脚分开，与肩同宽，双手叉腰。

2

　　头部缓慢转向左侧，同时吸气，让右侧颈部伸直后。停留片刻，恢复原状。

3

　　缓慢转向右侧，同时呼气，让左侧颈部伸直后。停留片刻，恢复原状。反复交替做 5 次。

动作要领：整套动作要轻松、舒展，以不感到头晕为宜。

第四节

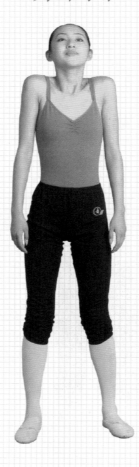

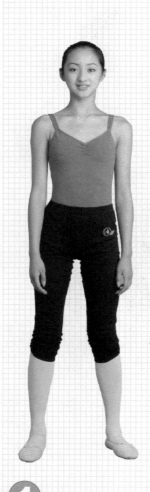

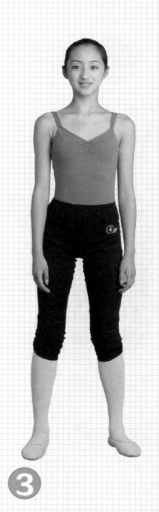

1

自然站立，双目平视，双脚分开，与肩同宽，双手自然下垂。

2

双肩慢慢抬起，颈部尽量往下缩，停留片刻。双肩慢慢地放下，头颈自然伸出，恢复原状。

3

再将双肩用力往下沉，头颈部向上拔伸，停留片刻。双肩放松，并自然呼气，恢复初始姿势。

动作要领：注意在缩伸颈部的同时要慢慢吸气，停留时要憋气，松肩时要尽量使肩部、颈部放松。反复做 5 次。

第五节

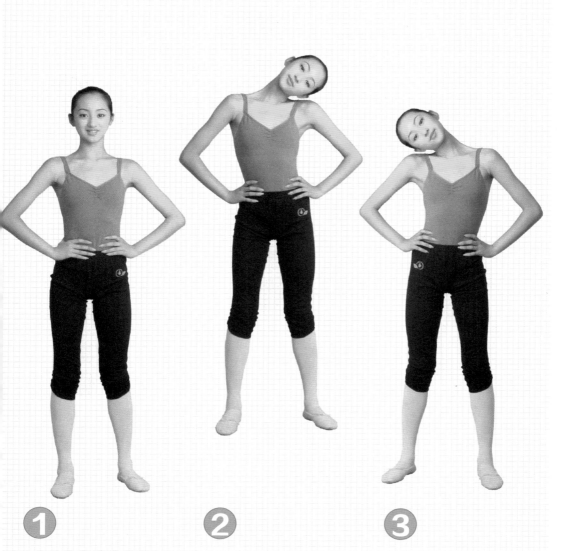

1 自然站立，双目平视，双脚分开，与肩同宽，双手叉腰。

2 头部缓缓向左肩倾斜，使左耳贴向左肩。停留片刻，恢复原状。

3 然后头再向右肩倾斜，右耳贴向右肩。停留片刻，恢复原状。

动作要领：这样左右摆动反复做 5 次，在头部摆动时需吸气，回到中位时慢慢呼气，做操时双肩、颈部要尽量放松，动作以慢而稳为佳。

第六节

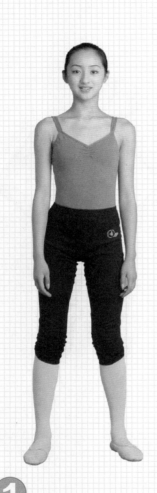

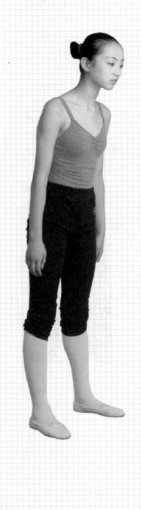

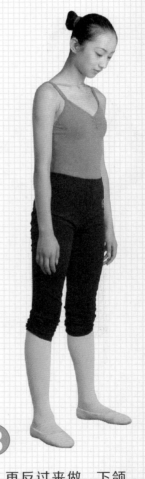

① 自然站立，双目平视，双腿分开，与肩同宽，双手自然下垂。

② 下颌往前下方波浪式伸展，在做该动作时，双肩扛起。停留片刻，抬头还原。

③ 再反过来做，下颌波浪式回收动作。下颌尽量贴近前胸，停留片刻。

动作要领：在做动作时，下颌伸展时要慢慢吸气，下颌回收时慢慢呼气，双肩放松。反复做 5 次，停留片刻。

第七节

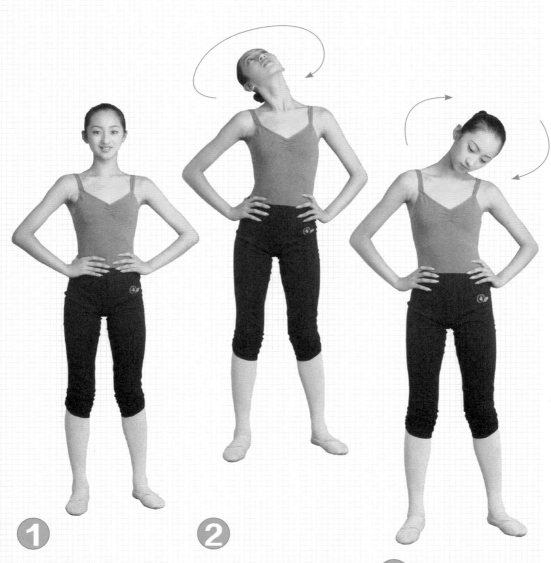

1 自然站立，双目平视，双腿分开，与肩同宽，双手叉腰。

2 头顺时针缓慢旋转，旋转时慢慢吸气。恢复初始姿势，慢慢呼气。

3 反复转 5 圈。

第八节

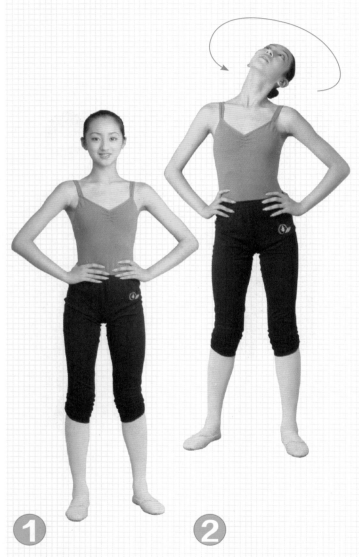

1 自然站立，双目平视，双腿分开，与肩同宽，双手叉腰。

2 头逆时针缓慢旋转，慢慢吸气，恢复初始姿势，慢慢呼气。

3 反复转 5 圈。

第九节

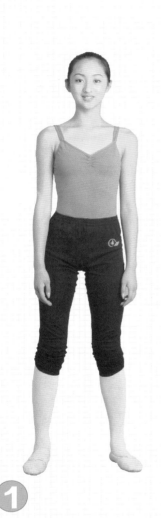

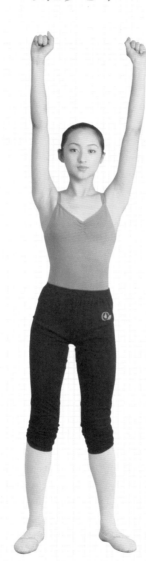

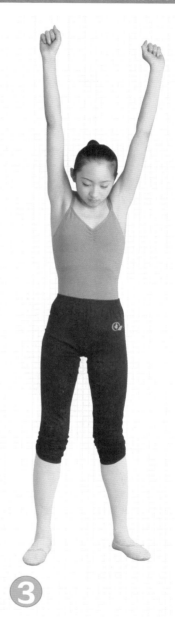

① 自然站立，双目平视，双腿分开，与肩同宽，双手置于体侧。

② 双手缓慢向上举起。

③ 同时低头，下颌尽量靠近胸前，慢慢吸气。反复做 5 次。

第十节

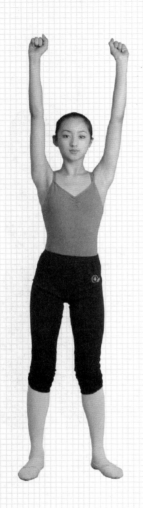

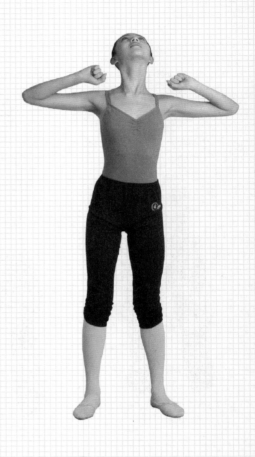

①

自然站立，双目平
视，双腿分开，与肩同
宽，双手握拳举过头顶，
两臂伸直。

②

双手缓慢向下落于
肩侧，同时头部尽量向
后仰，慢慢吸气。恢复
初始姿势，慢慢呼气。
反复做 5 次。

第十一节

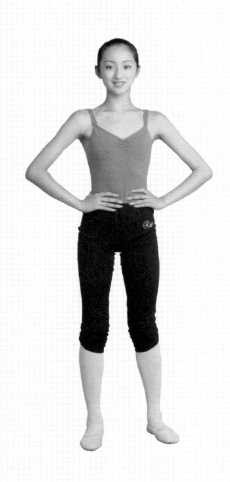

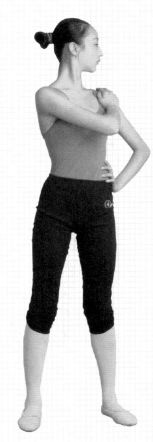

1 自然站立，双腿分开，与肩同宽，双手叉腰。

2 头缓慢向左转，慢慢吸气。转到 90 度时用右手拍左肩。恢复初始姿势，慢慢呼气。连续做 5 次。

第十二节

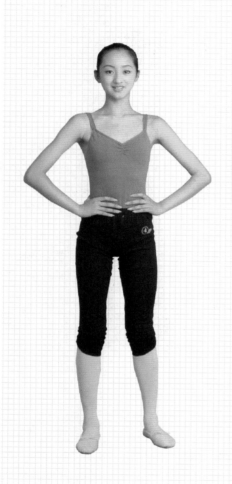

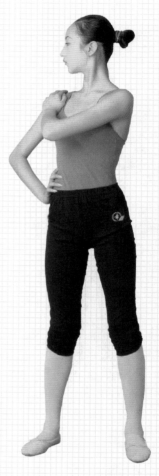

1 自然站立,双腿分开,与肩同宽,双手叉腰。

2 头缓慢向右转,慢慢吸气。转到90度时用左手拍右肩。恢复初始姿势,慢慢呼气。连续做5次。

第十三节

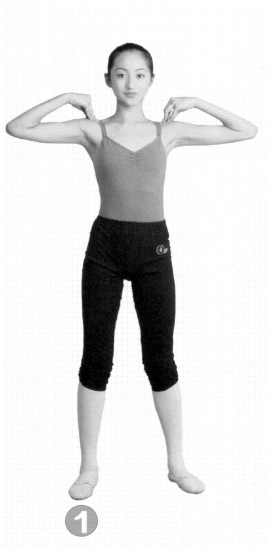

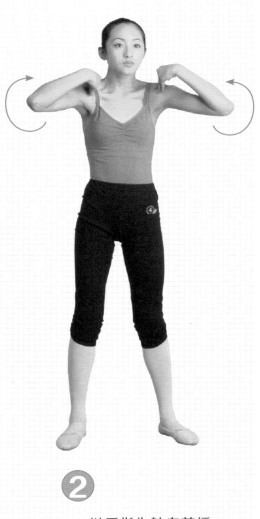

①

自然站立，两肘向肩侧弯曲，两手搭在肩上。

②

以手指为轴向前缓慢旋转两肩，头部配合尽量向前伸。同时慢慢吸气。恢复初始姿势，慢慢呼气。反复做5次。

第十四节

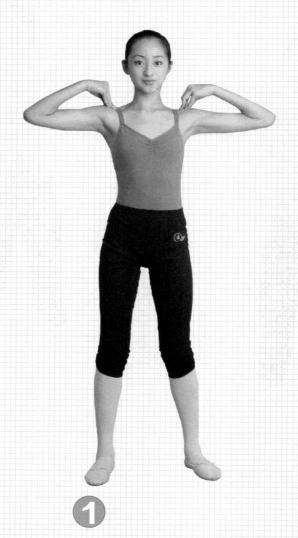

①

自然站立，两肘向
肩侧弯曲，两手搭在肩
上。

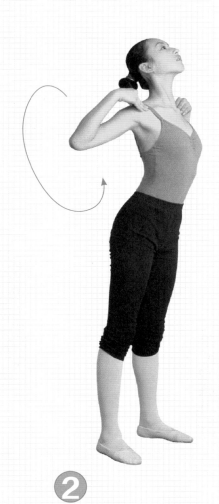

❷

以手指为轴向后缓慢旋转两肩，头部配合尽量向后仰，同时慢慢吸气。恢复初始姿势，慢慢呼气。反复做 5 次。

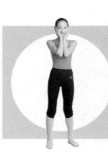

第二套

此套动作与推拿手法相结合，适合病情较轻者。每天早晚各做此套动作1遍。

第一节

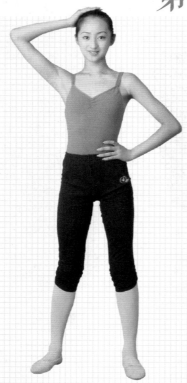

① 右手按头右侧，左手叉在左侧腰上。

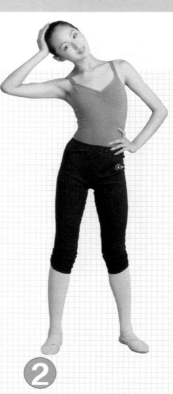

② 颈部用力把头向右倾倒，而右手则用力推头部，不让头部轻易倾倒，但头部逐渐完全倾倒。如此反复做20次，直到颈部感到酸胀。

第二节

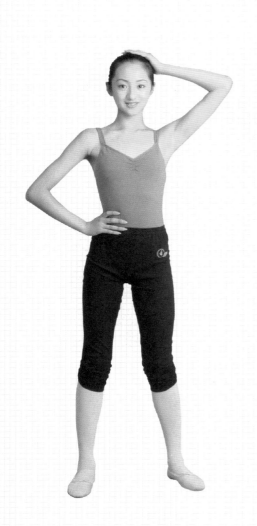

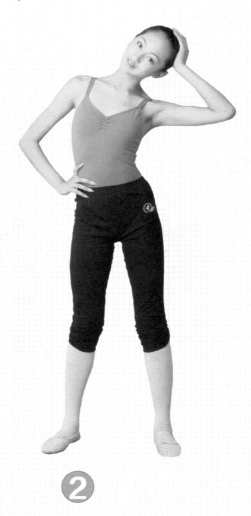

① 左手按头左侧，右手叉在右侧腰上。

② 颈部用力把头向左倾倒，而左手则用力推头部，不让头部轻易倾倒，但头部逐渐完全倾倒。如此反复做20次，直到颈部感到酸胀。

第三节

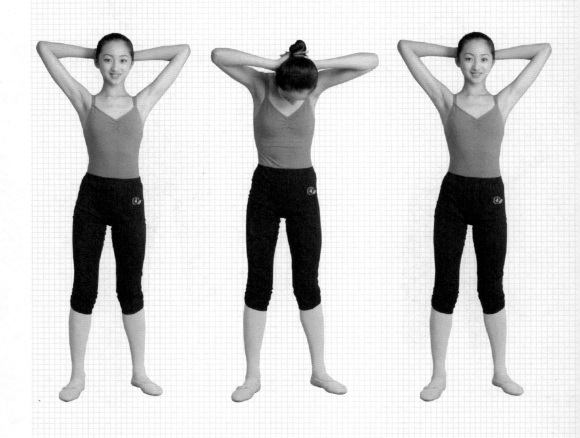

①

双手十指交叉，按在头后。

②

双手用力压头后，使其向前下屈，颈部则用力顶住，不让双手轻易下压，但头部逐渐被压到下颌部触及锁骨处。

③

颈部用力把头向上抬起，而两手则用力阻止头部，不让头部轻易抬起，但头部逐渐抬到原位。反复做20次。

动作要领：颈部屈伸时，身体不要前俯后仰，注意不要用过大、过猛的抗力，前几次用力要小些，再逐渐加大，以避免颈部扭伤。切勿让颈部有任何旋转，只是屈伸。

第四节

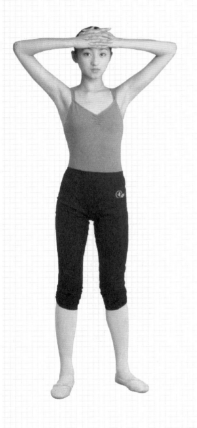
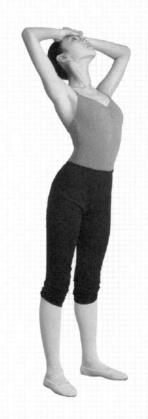
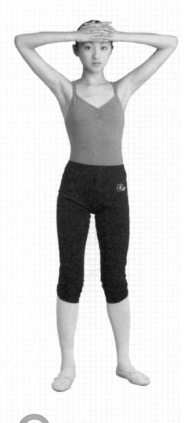

① 双手成十字交叉，按在前额。

② 双手稍用力压前额，使头部向后仰，颈部则用力顶住，不让双手轻易下压，但头逐渐被压至向后仰到最大程度。

③ 颈部用力把头向上抬起，而两手则用力压住前额，不让头部轻易抬起，但头部逐渐抬到原位。反复做 20 次。

第五节

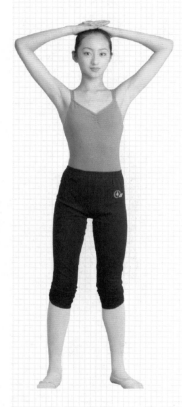

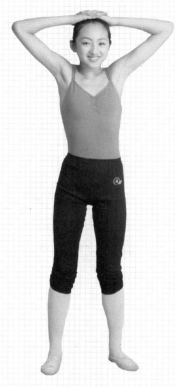

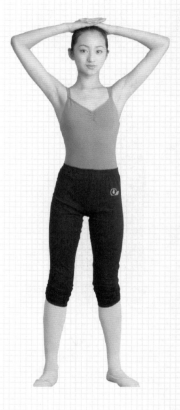

1

双手成十字交叉，按在头顶。

2

双手稍用力压头顶，使颈部向下缩，颈部则用力顶住，并向上伸，但头部逐渐下缩到最大程度。

3

头再上顶，双手仍下压，逐渐头部挺起到最大程度。恢复初始姿势。反复做 20 次。

第六节

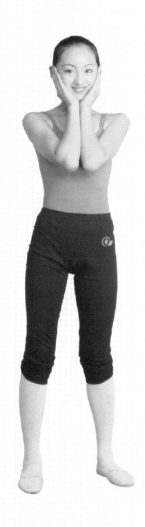

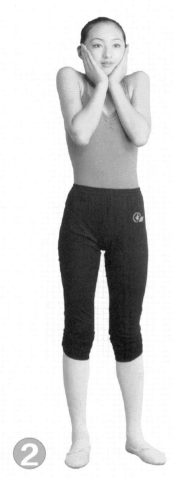

头部挺起，双手托住两颊。

② 头部下压，双手则用力托住头，但颈部逐渐下缩到最大程度。恢复初始姿势。反复做20次。

第七节

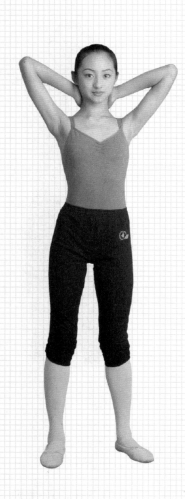

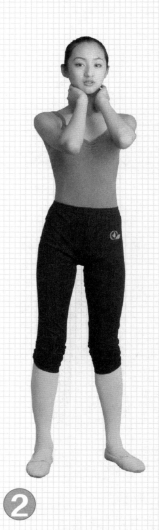

① 双手按在颈后部。

② 颈部向后顶，双手则按在颈部两侧，两侧手臂向前滑，阻挡颈部向后顶，直到双手滑离颈部为止。恢复初始姿势。反复做 20 次。

第八节

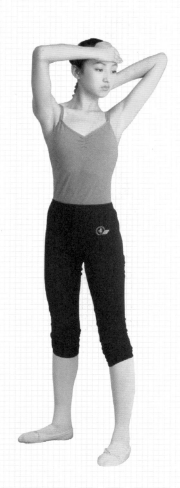

1 头向左转90度，左手按在头后，右手按在额前。

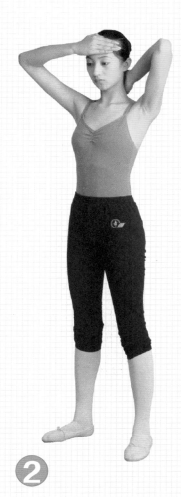

2 头逐渐向前转，双手则阻挡头向前转，但头最终转到正前方。恢复初始姿势。反复做20次。

第九节

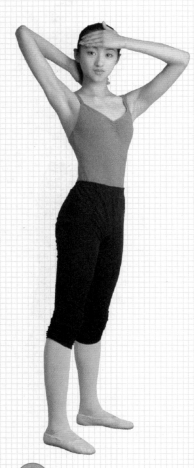

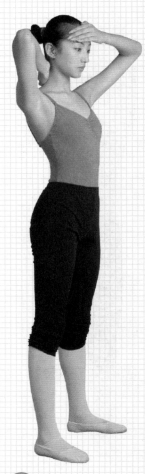

1

头向右转90度，右手按在头后，左手按在额前。

2

头逐渐向前转，双手则阻挡头前转，但头最终转到正前方。恢复初始姿势。反复做20次。

第十节

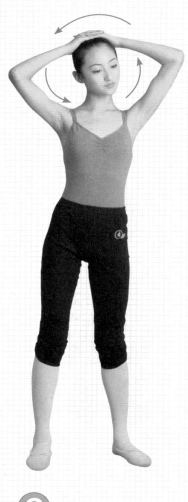

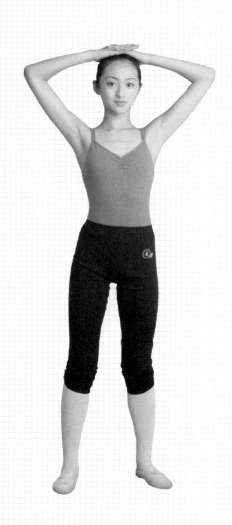

① 头正直，双手交握按在头顶。

② 头顺时针缓慢旋转，双手则按在头顶阻止头转动，但头最终转1圈。转1圈后休息数秒钟，然后再转。反复做20次。

第十一节

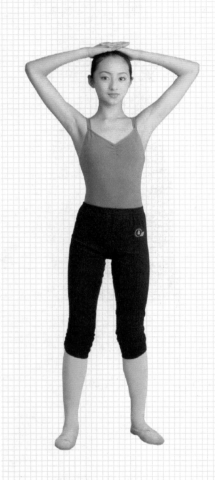

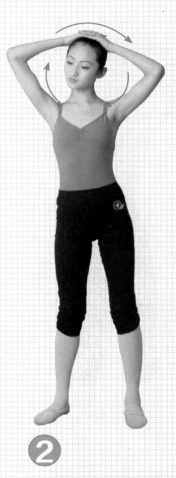

①

头正直，双手交握按在头顶。

②

头逆时针缓慢旋转，双手交握按在头顶阻止头转动，但头最终转1圈。转1圈后休息数秒钟，然后再转。反复做20次。

第十二节

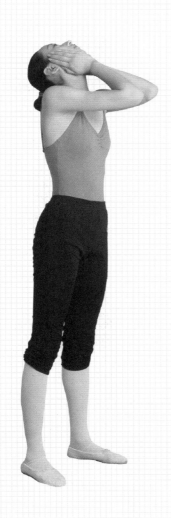

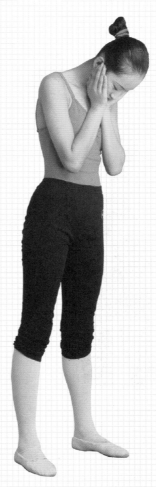

①

头后仰到最大程度，
双手拖住两颊。

②

头逐渐向下低，双
手按住两颊阻止头部运
动，但头最终低下。恢
复初始姿势。反复做 20
次。

第十三节

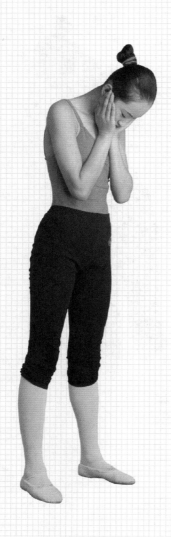

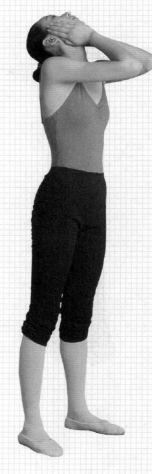

头低下到最大程度，
双手扶住两颊。

② 头逐渐抬起，并向
后仰，双手按住两颊阻
止头部运动，但头最终
后仰到最大程度。恢复
初始姿势。反复做20次。

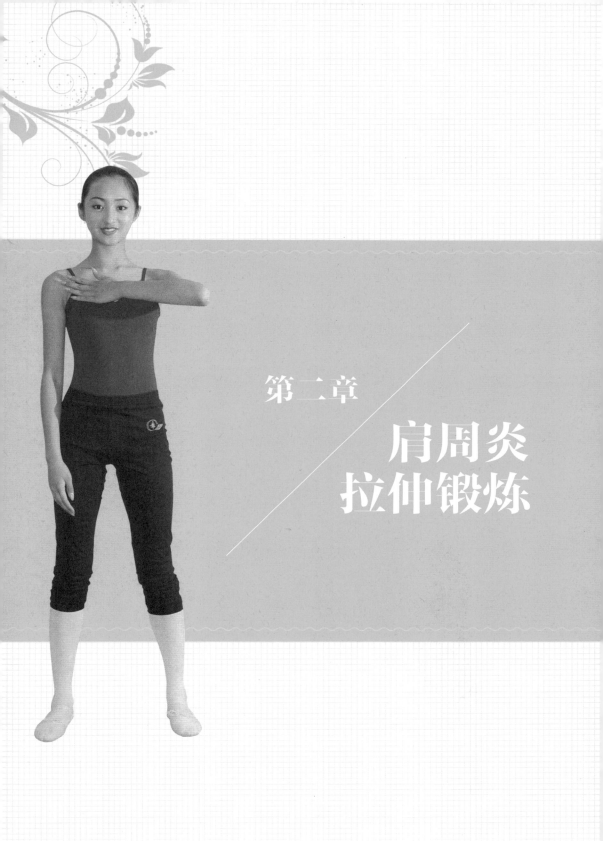

第二章

肩周炎
拉伸锻炼

什么是肩周炎

肩周炎全称为肩关节周围炎，是肩关节周围软组织退行性、炎症性病变。发病年龄多在中年以后，女性略多。根据发病原因、症状的表现及年龄特征，此病又有"五十肩""漏肩风""肩痹""肩凝"等名称。

肩周炎的病因

1. 肩部软组织的退行性、炎症性病变：人随着年龄的增长，肩部软组织退行性改变，导致炎症发生。

2. 过度劳累：长期过度使用肩部，导致肩部软组织慢性劳损，引起肩周炎。

3. 受风、受寒：天冷时肩部受寒，热天开窗睡觉肩部受风，长期受潮，都可能引发肩周炎。

4. 外伤所致：肩部挫伤、扭伤及遭受外力创伤，都可能导致肩周炎的发生。

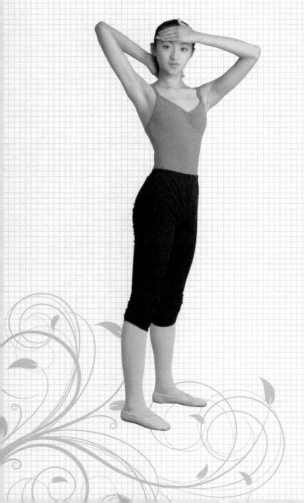

肩周炎的主要症状

1. 早期：单侧肩部酸痛，偶见两侧同时受累。其痛可向颈部和上臂放散，甚至向肩部、前臂、手部放散。静止痛是肩周炎早期的特征，表现为日轻夜重，晚间经常痛醒，晨起肩关节稍活动，疼痛可缓解。由于疼痛，肩关节外展和内旋等活动明显受限，局部按压出现广泛性压痛。

2. 后期：病变组织发生粘连，疼痛程度减轻，功能障碍则加重，以至肩关节不能外展、上举、梳头、穿衣、吃饭、写字时都会感到困难。

本病早期以疼痛为主，后期以功能障碍为主。

肩周炎患者日常应注意的事项

1. 在发作时应避免提抬重物，减少肩部活动，使疼痛缓解。

2. 可以对肩部热敷或按摩，以促进局部血液循环，缓解肌肉痉挛，减轻疼痛。

3. 若疼痛剧烈，尤其是夜间影响睡眠时，可服用止痛药。

4. 平时应注意气候变化，注意肩部保暖，避免肩部受风。在运动或劳动出汗后，要及时擦汗、穿衣，避免肩部受风、着凉。晚上睡觉时也要注意盖好被子，避免肩部吹风、着凉。

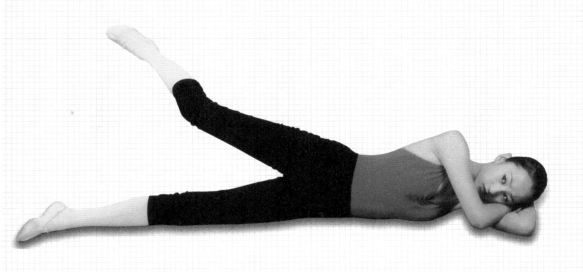

做拉伸锻炼
积极防治肩周炎

拉伸锻炼对防治肩周炎有着重要的作用。本章所编排的拉伸动作，是专门针对肩周炎患者的，是防治肩周炎最积极有效的方法，它有以下作用：

1. 促进肩部血液循环：增强软组织活性，减轻肩部病痛。

2. 增大肩部运动量：使病变组织粘连程度减轻，功能障碍得到缓解。

3. 增强肩部周围肌肉力量：防止肌肉萎缩，进而起到防治肩周炎的作用。

4. 矫正不良姿势：行动姿势矫正后，可防治肩周炎。

5. 增强体质：体质强健，病情自然会向好的方面发展，形成良性循环。

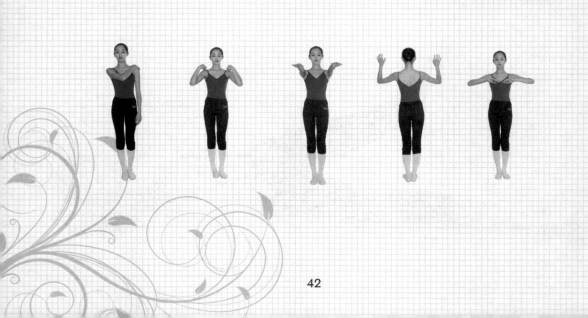

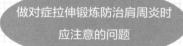

做对症拉伸锻炼防治肩周炎时
应注意的问题

1. 要持之以恒：肩周炎使肩部疼痛、僵硬、组织粘连，患者很容易把活动减到最少，这样会导致肩部更僵硬、更疼痛。因为不活动会使肩部的关节、肌肉衰弱，使病情加重，所以要主动锻炼，贵在坚持。

2. 要把动作做到位：如在锻炼时平伸、抬举要肢体伸直，弯曲时也要弯曲到规定角度。做动作时要认真，努力，以做完运动全身发热，身体略微出汗为好，每天都要坚持做。

3. 要注意身体的感觉：如身体感到很不舒服，肩部感到疼痛加重，要适当减少做动作的次数。有严重肩痛症状者做运动更要慎重，动作要舒缓、柔和。如疼痛加重，就要暂停运动或只做简单、轻微的动作。

4. 有其他疾病者要控制好运动量：有严重内脏疾病及慢性病者，如心脏病、肺病、肝病及高血压等患者，做运动时要控制好运动量，不要过于用力，不要过于劳累。有严重骨骼疾病者，如骨质疏松症、软骨症、腰椎间盘突出症及严重关节炎患者做运动时也要注意，不要过于用力，动作不要过猛。

5. 要选择适合自己的对症拉伸动作：本章编排的运动有十几种动作。患者可根据自己的实际情况，选择适合自己的拉伸动作，也可以交替做，做时力量、幅度由小到大，不要过于拘泥规定的动作和次数，要根据自己的情况实事求是地进行安排，以祛病强身为根本目标。

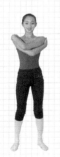
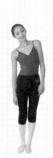
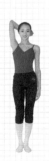
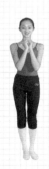
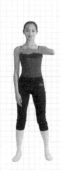

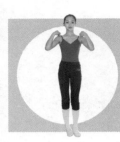

第一套

此套动作适合病情较重者和体质较弱者。每天早晚各做此套动作1遍。

第一节

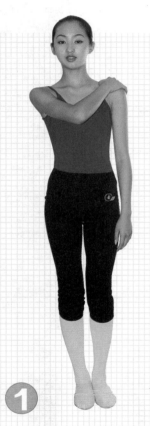

1

直立，全身放松，以右手置于左肩部，轻揉20～30次。

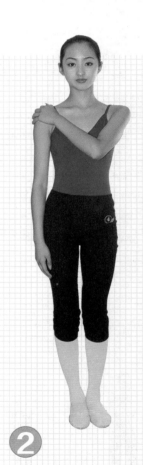

2

将左手置于右肩，轻揉20～30次。

动作要领：揉肩可以使肩部气血疏通，起到行气血、通经络的作用。按揉后，肩部感觉微微发热，效果更好。

第二节

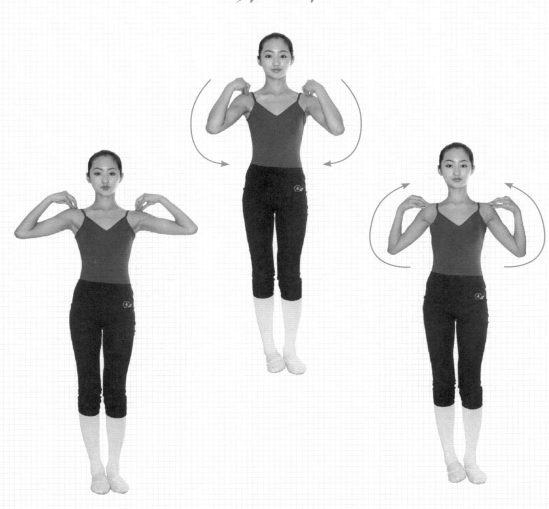

1 两肩放松，屈肘，两手分别置于左右两肩。

2 两臂以肩为轴心向前划圈。先划小圈，再逐渐增大，划圈 20 次。

3 再向后划圈 20 次。

第三节

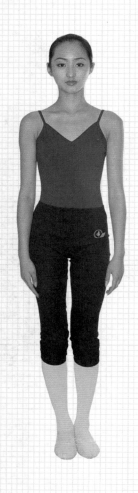

①

　　直立，双臂自然下垂，调匀呼吸。

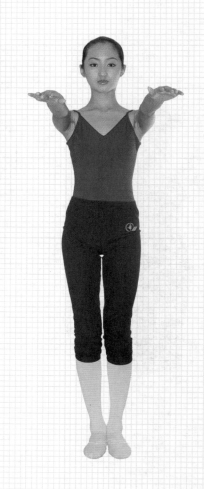

②

　　当吸气时，两臂逐渐向前平伸、上举。

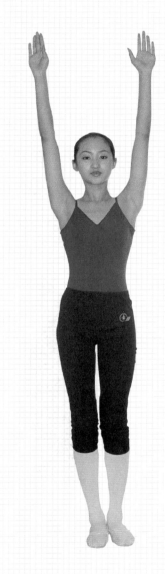

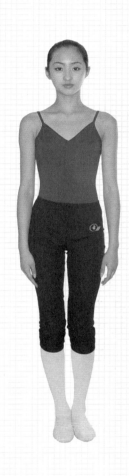

手要尽量举高，到
可能达到的最高处。

④

接着呼气，同时两
臂放下。反复做 20 次。

第四节

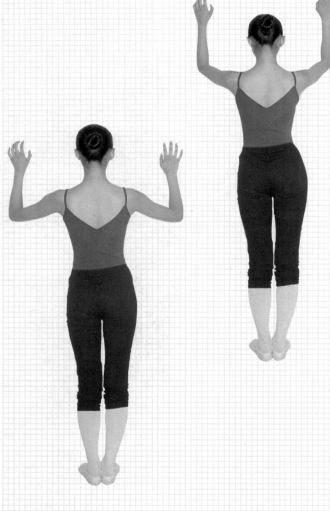

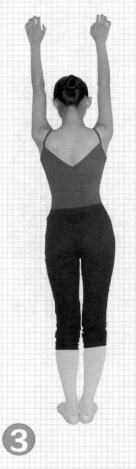

1 面墙而立，双手按在墙上，手指同头高。

2 手指爬墙，自下而上。

3 直至手指能达到最高处为止。恢复原状。反复做 10 次。

注意：病重患者，往往手爬到高处时，肩部疼痛，但只要还能向上爬，就应该尽力向上，这样才能逐渐收到效果。

第五节

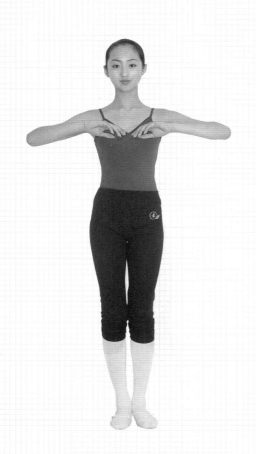 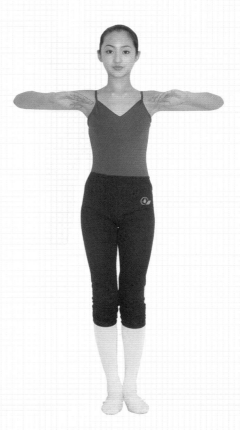

站立，背贴靠墙上，双小臂向前弯曲在胸前。

2

双肘成一字形向后拉动，肘关节轻触墙壁。恢复原状。反复做20次。

第六节

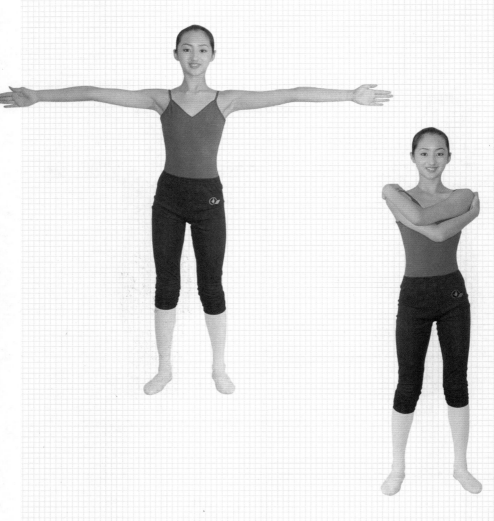

1 直立，两臂左右平举。

2 两前臂向内弯曲，触摸肩峰。恢复原状。反复做 15 ~ 20 次。

第七节

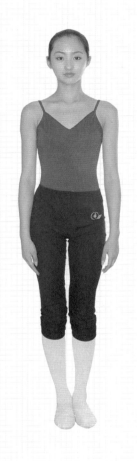

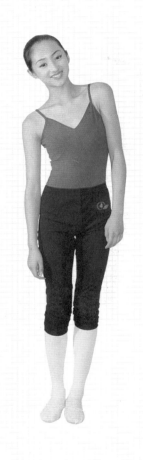

　　直立，双手垂于体
侧。

②　　左肩向上耸起，停
留片刻。恢复原状。

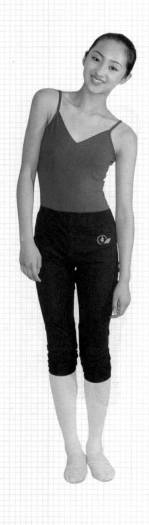

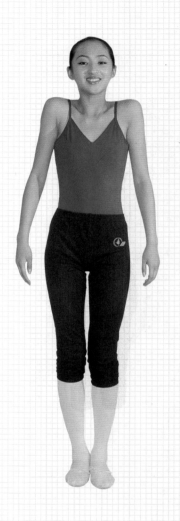

右肩向上耸起，停留片刻。恢复原状。反复交叉做 20 次。

接着两肩向上耸起，停留片刻。恢复原状。反复做 20 次。

第八节

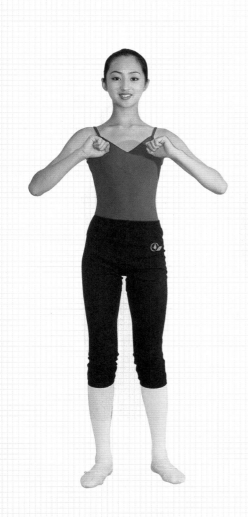

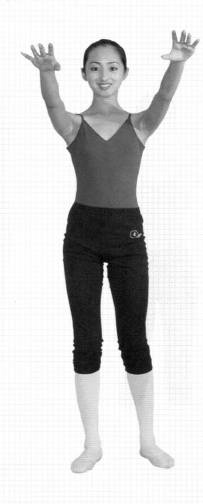

1

两脚开立，两小臂置于胸前，两手握拳相对。

2

两手微向前伸，张开五指做抓挠状，两肘同时向外划小圆圈。恢复原状。反复做20次。

第九节

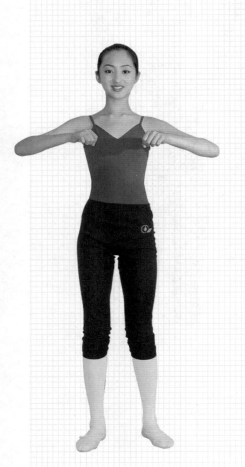

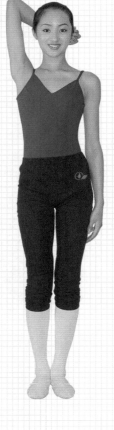

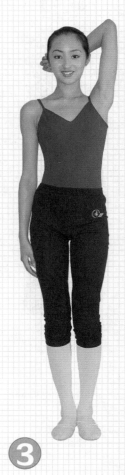

1 两脚打开直立，两小臂置于胸前。

2 右手伸到颈后摸左耳，停留片刻。恢复原状。

3 左手伸到颈后摸右耳，停留片刻。恢复原状。反复交替做15~20次。

第十节

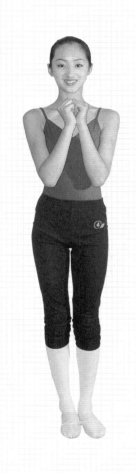

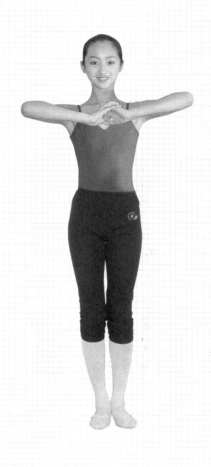

① 直立，双手在胸前握拳，拳心相对。

② 双肘向上抬起成水平状，停留片刻。恢复原状。反复做20次。

第十一节

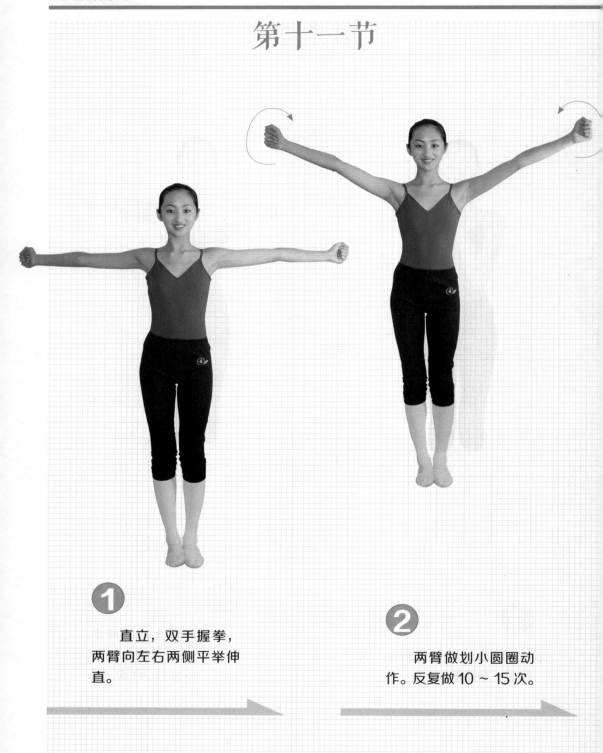

1 直立，双手握拳，两臂向左右两侧平举伸直。

2 两臂做划小圆圈动作。反复做 10～15 次。

第十二节

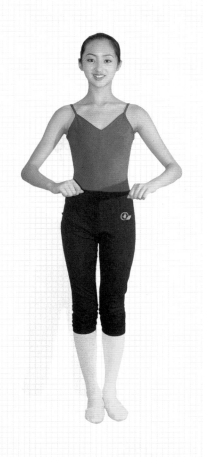 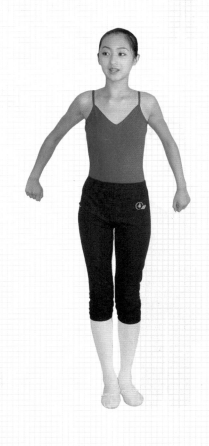

①

　　直立，双手握拳，两小臂在腰两侧向前微屈。

②

　　向后轻轻甩臂，带动肩膀。恢复原状。反复做20次。

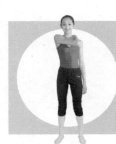

第二套

此套动作适合病情较轻者和体质较强者。每天早晚各做此套动作 1 遍。

第一节

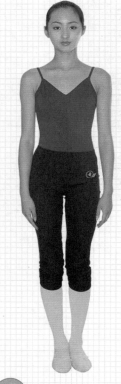

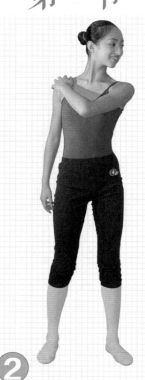

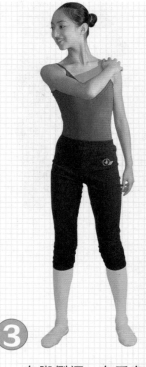

1 直立，双手自然下垂于身体两侧。

2 左脚侧迈，左手向右侧肩部伸，手指触摸右肩峰，头向左转，停留片刻。恢复原状。

3 右脚侧迈，右手向左侧肩部伸，手指触摸左肩峰，头向右转，停留片刻。恢复原状。反复做 10 ～ 15 次。

第二节

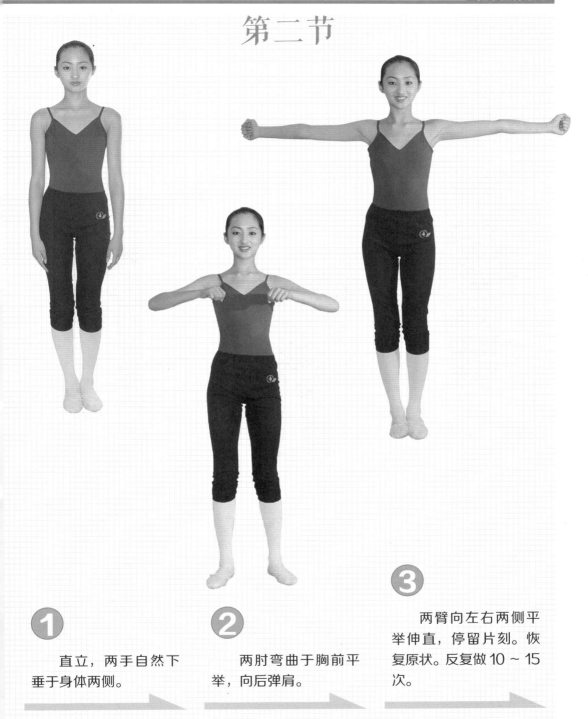

① 直立，两手自然下垂于身体两侧。

② 两肘弯曲于胸前平举，向后弹肩。

③ 两臂向左右两侧平举伸直，停留片刻。恢复原状。反复做 10 ~ 15 次。

第三节

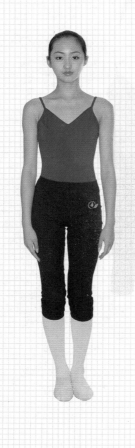

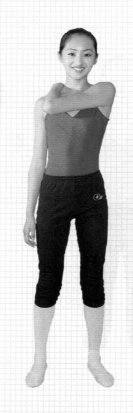

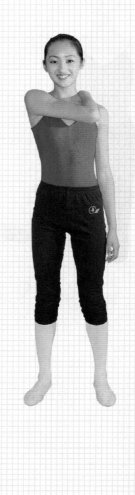

① 直立，两手自然下垂于身体两侧。

② 两脚分开，左侧手臂自胸前向上抬起，手指触摸身后肩胛骨，停留片刻。恢复原状。

③ 右侧手臂做相同的动作。反复做 15 ~ 20 次。

第四节

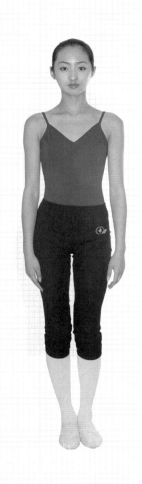

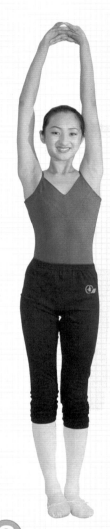

1

直立，两手自然下
垂于身体两侧。

2

两手交握举过头顶，
双臂向后摆动。反复做
15 ~ 20 次。

第五节

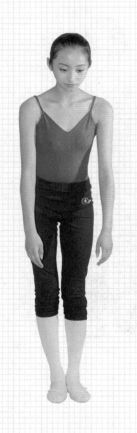 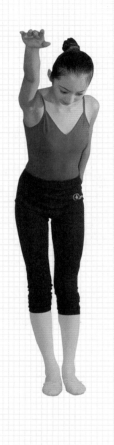 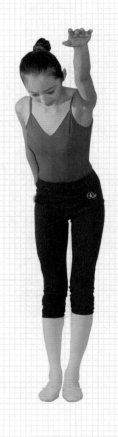

 站立，身体向前弯腰45度。

② 双臂交替向前伸展后做划水运动。

③ 似自由泳的划水动作，划大圆圈。反复做20次。

第六节

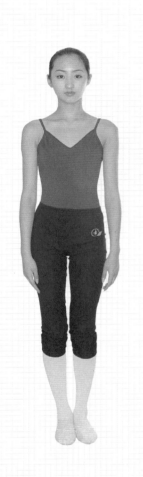

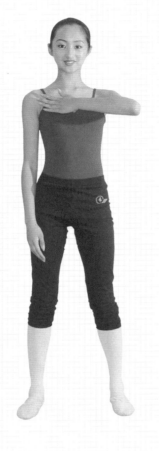

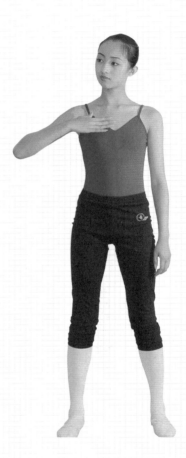

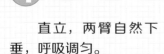

①

直立，两臂自然下垂，呼吸调匀。

两脚开立，与肩同宽，左手自左股部经小腹、胸前向上向左划圈，腰也随之左转，身体重心渐渐移至左脚。

③

换右侧手臂做相同的划圈动作。

第七节

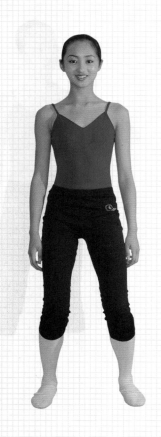

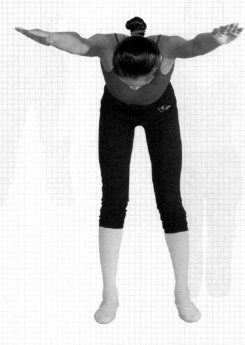

两脚开立，双腿微屈，两手自然下垂于身体两侧。

② 上身前屈90度，两臂向前抬起成水平状，头低下压肩，两腿绷直，停留片刻。恢复原状。反复做20次。

第八节

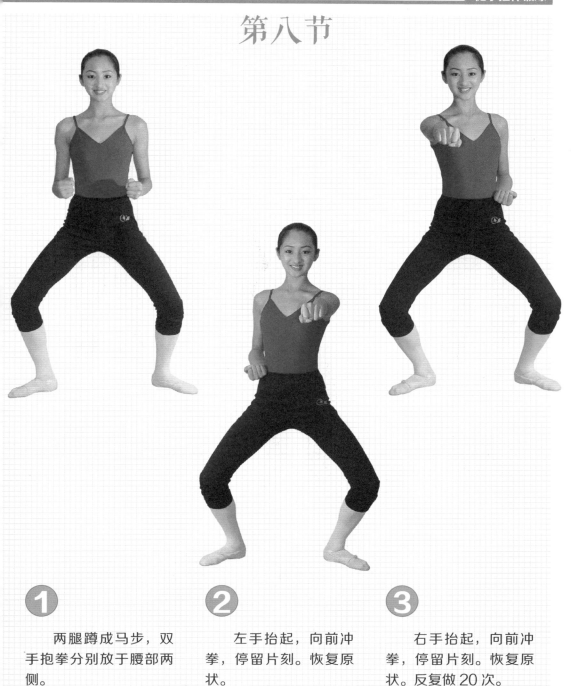

① 两腿蹲成马步，双手抱拳分别放于腰部两侧。

② 左手抬起，向前冲拳，停留片刻。恢复原状。

③ 右手抬起，向前冲拳，停留片刻。恢复原状。反复做20次。

第九节

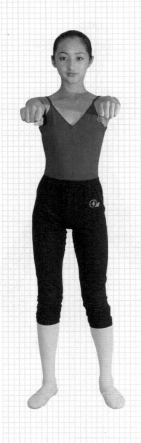

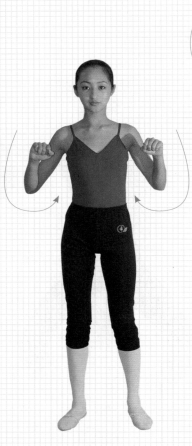

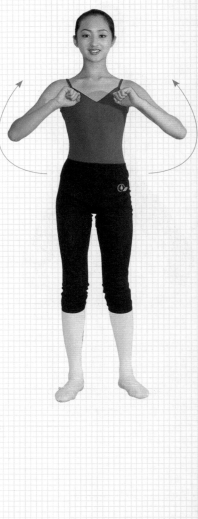

1 直立，两脚自然分开，两手握拳伸于体前。

2 两臂伸直在胸前向里做划圈动作。反复做 15 ~ 20 次。恢复原状。

3 两臂伸直在胸前向外做划圈动作。反复做 15 ~ 20 次。

第十节

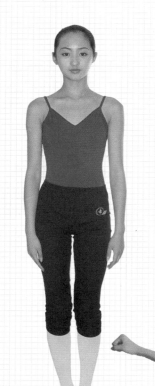

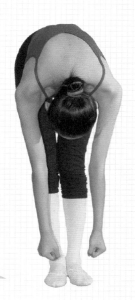

② 上身前屈90度，双臂向下伸展，两手握拳。停留片刻。

① 直立，两手自然垂于身体两侧。

 两臂向两侧平伸到最大程度，停留片刻。恢复原状。反复做10～15次。

第十一节

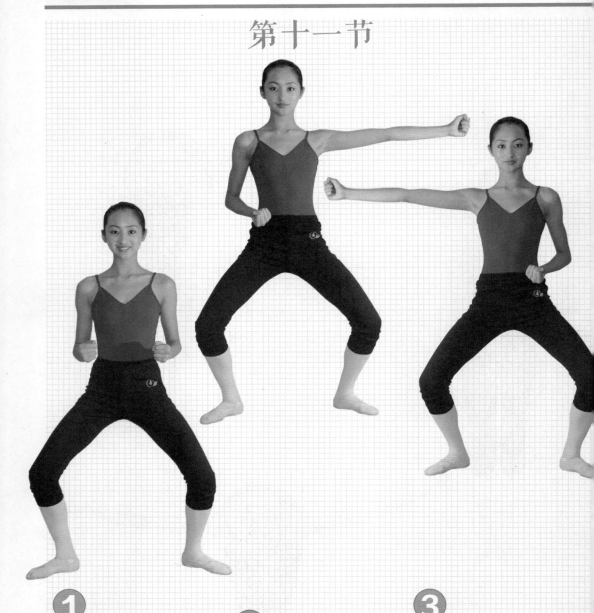

① 两脚开立，两腿蹲成马步。两手握拳置于腰侧。

② 左拳向左侧平举，直至左臂伸直。恢复原状。

③ 右拳向右侧平举，直至右臂伸直。恢复原状。反复交替做15～20次。

第十二节

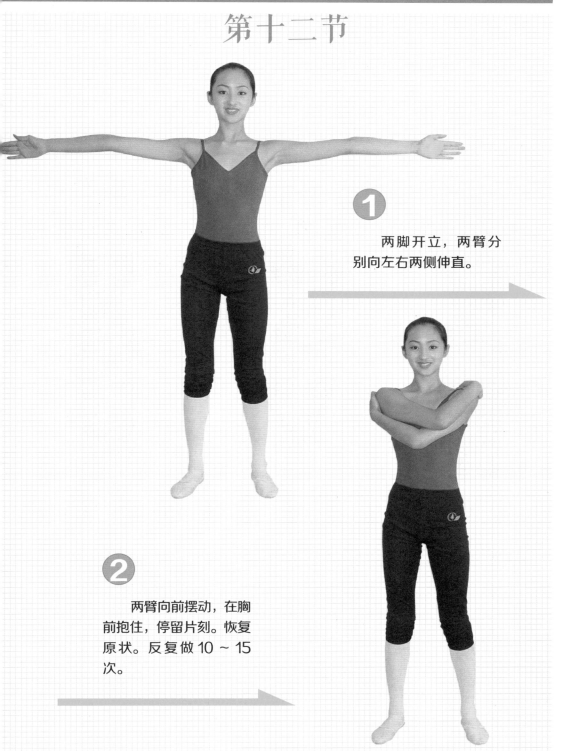

1 两脚开立，两臂分别向左右两侧伸直。

2 两臂向前摆动，在胸前抱住，停留片刻。恢复原状。反复做 10 ~ 15 次。

第十三节

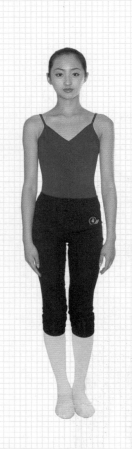

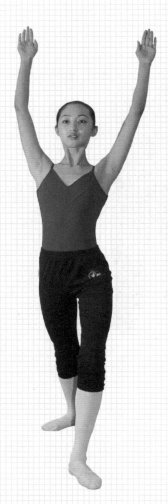

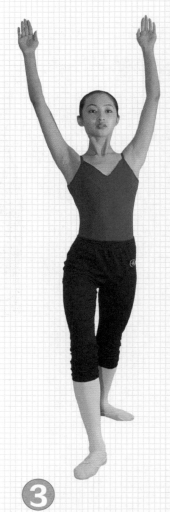

① 直立，两手自然下垂于身体两侧。

② 左腿前迈，同时两臂向上举过头顶，振肩。恢复原状。

③ 右腿前迈，同时两臂向上举过头顶，振肩。恢复原状。反复交替做 15～20 次。

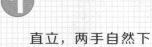

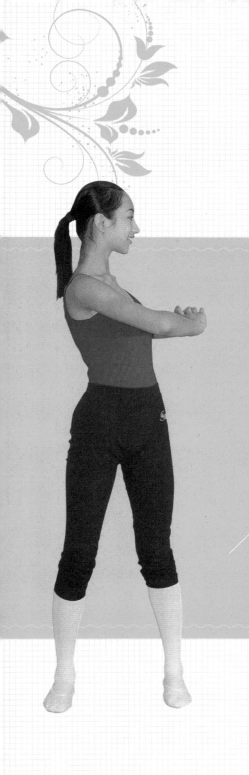

第三章

腰肌劳损
拉伸锻炼

什么是腰肌劳损

　　腰肌劳损以腰背部酸楚、疼痛、乏力为主要临床表现，主要指没有明确器质性病变的慢性腰背部疼痛，也有人称为功能性腰痛。

腰肌劳损的主要症状

　　1. 腰部酸楚、疼痛：受寒后症状会加重，遇热后症状可缓解。弯腰过久则疼痛加重，直腰困难。适当活动和改变体位或充分睡眠休息后症状减轻。

　　2. 腰部乏力：由于腰部乏力，稍有不慎即有"扭伤感"，症状随之加重，并伴有腰部活动障碍。临床检查腰部肌肉松软、无力，无明显压痛。X线检查多无异常，少数可见骨质增生或脊柱畸形。

引起腰肌劳损的原因

　　1. 积累性损伤：腰部肌肉、韧带在日常生活劳动中，经常受到牵拉，受力大的组织，会出现小的纤维断裂、出血和渗出。断裂组织修复及出血、渗出被吸收后，可遗留瘢痕和组织粘连。这些组织易牵拉、压迫内在神经纤维产生腰痛。长时间的体力劳动或运动，会因腰部负荷过重而造成腰肌的损伤。长期缺乏体育锻炼的、体重较重的人，站立时重心前移，也很容易引起腰部韧带、肌肉的劳损。这种腰痛休息后减轻，劳累后加重。

　　2. 迁延的急性腰扭伤：急性腰扭伤在急性期治疗不彻底，损伤的肌肉、筋膜、韧带修复不良，产生较多瘢痕和粘连，会使腰部功能降低，出现腰部无力、酸麻、疼痛等症状，阴雨天则腰酸背痛，长时间不愈。

　　3. 腰肌筋膜无菌性炎症：长期弯腰或坐着工作，会使腰背肌长期处于牵拉状态，出现痉挛、缺血、水肿、粘连等，造成腰背酸痛，为无菌性炎症。

　　4. 其他原因：先天性脊柱畸形，下肢功能或结构缺陷，可导致腰背组织劳损。体弱、内脏病变也会使腰背部应激能力降低。妊娠晚期腰部负重增加也容易产生劳损。腰部长时间遭受风寒，也可以引起慢性腰背部僵硬、疼痛。

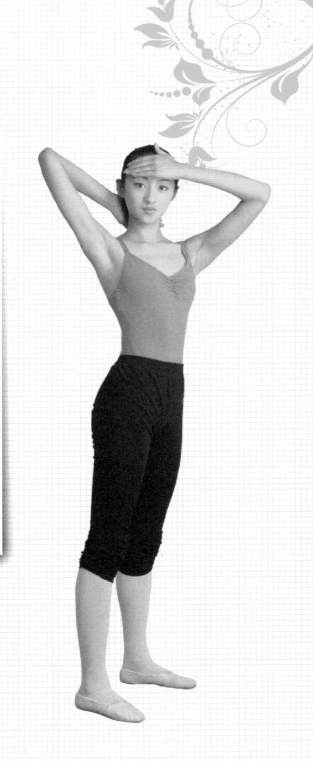

腰肌劳损患者
日常应注意的问题

1. 消除致病因素：如果劳损是由工作姿势引起的，应针对病因改变劳动条件，改善劳动体位。在体力劳动时要量力而行，不可蛮干逞能，且姿势要正确；伏案工作者最好用靠背椅使腰肌放松。

2. 休息与固定：腰骶部慢性劳损病人有剧痛时要卧床休息，最好睡硬板床。也可用围腰护腰，或用宽腰带加以保护。工作时可配围腰，以减少腰肌牵拉，但每天必须解除腰围，做背肌及腰肌锻炼。

3. 改善血液循环：利用按摩、牵引、局部透热、离子导入、超短波、音频等方法，缓解肌肉痉挛，改善血液循环。

4. 防止受凉、受风：腰肌劳损者要特别注意防止受凉，受凉会使病情加重。要注意腰部的保暖、防风。秋冬季尤其要注意，夏季睡觉和出汗时也要注意不要让腰部受风。

做对症拉伸锻炼
积极防治腰肌劳损

拉伸锻炼对防治腰肌劳损及功能恢复有着重要的作用。它是根据患者的情况有针对性地编排拉伸动作，适合患者增强体质、治疗疾病、恢复功能。每种拉伸动作都针对一种疾病，依照该病的具体情况编排出有效的拉伸动作，所以经常做拉伸锻炼，会有很好的效果。

本章介绍的拉伸动作，对腰肌劳损有以下防治作用：

1. 促进腰部血液循环：做拉伸动作可加速血液流通，增强软组织活性，减轻、缓解腰部病痛。

2. 增强腰部肌肉力量：做拉伸动作可增强腰部肌肉力量，防止肌肉萎缩。

3. 矫正不良姿势：做拉伸动作可矫正不良姿势，姿势正确也可起到防治腰肌劳损的作用。

4. 减少多余脂肪：坚持做拉伸动作可恢复正常体重，体重减轻可以减轻腰部压力，保护腰部组织。

5. 增强体质：做拉伸动作可增强体质，体质强健了病情自会缓解。

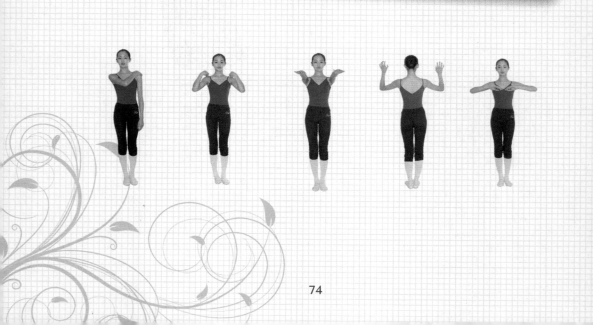

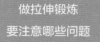

做拉伸锻炼
要注意哪些问题

1. 做拉伸运动要动作到位：如胳膊平伸、上举时要伸直，弯曲时也要弯曲到规定角度。

2. 做动作要认真：以做完运动腰部肌肉发热，身体略微出汗为好。

3. 坚持定时做运动：每天都要坚持做，持之以恒，必会收到良好的效果。

4. 要控制好运动量：有严重内脏疾病及慢性病者，如心脏病、肺病、肝病及高血压病患者，要控制好运动量，不要过度用力，不要过于劳累。

5. 有骨骼病症者要慎重：如骨质疏松症、软骨症、关节炎、腰椎间盘突出症患者做运动时也要注意，不要过度用力，动作不要过猛。

6. 有严重腰痛症状者要慎重：做运动时动作要舒缓、柔和，如疼痛加重，就要暂停运动或只做简单、轻微的动作。

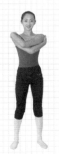 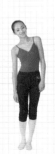 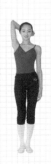 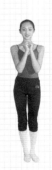 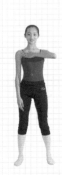

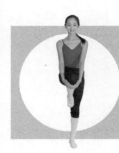

第一套

　　此套动作幅度较大，运动量稍大，适合体质较强、病症较轻者做。每天早晚各做此套动作1遍。

第一节

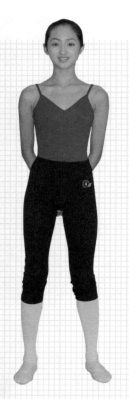

1

　　两脚开立，与肩同宽，两臂后伸，双手在体后交叉握住。

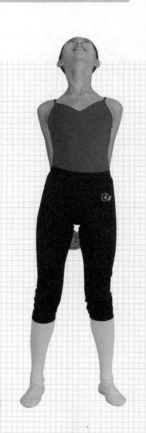

2

　　双手向下压，仰头向前挺腰，头肩向后仰，停留片刻。恢复原状。反复做8～12次。

　　动作要领：要注意头肩后仰的力度，不要后仰过度而使腰部过于吃力，或由于失去平衡而摔倒。

第二节

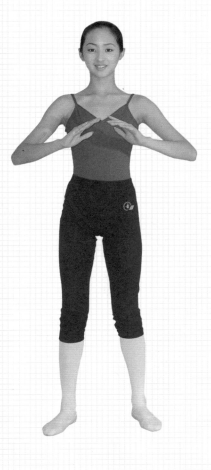

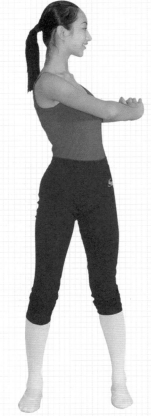

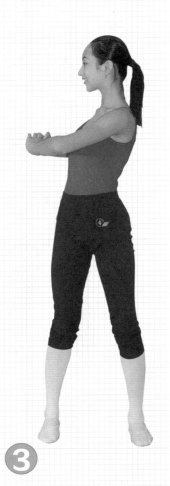

①

两脚开立同肩宽，大小臂屈曲于胸前，小臂朝上，肘部下沉，掌心相对。

②

以腰为轴，先向左转体，停留片刻。恢复原状。

③

向右转体，停留片刻。恢复原状。反复做8～12次，可逐渐加大力度。

第三节

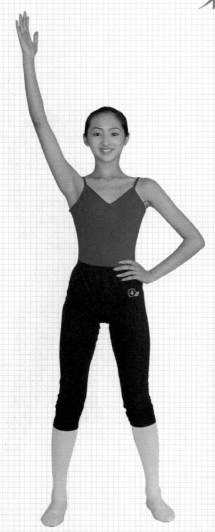

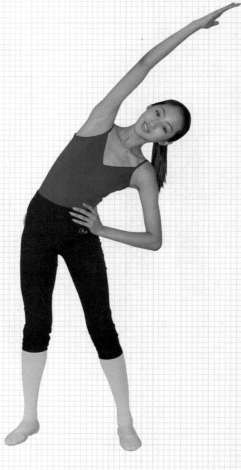

①

两脚开立同肩宽，
右手上举，左手叉腰。

②

以腰为轴，上体向
左侧屈，右手向左侧下
压。反复做5～8次。

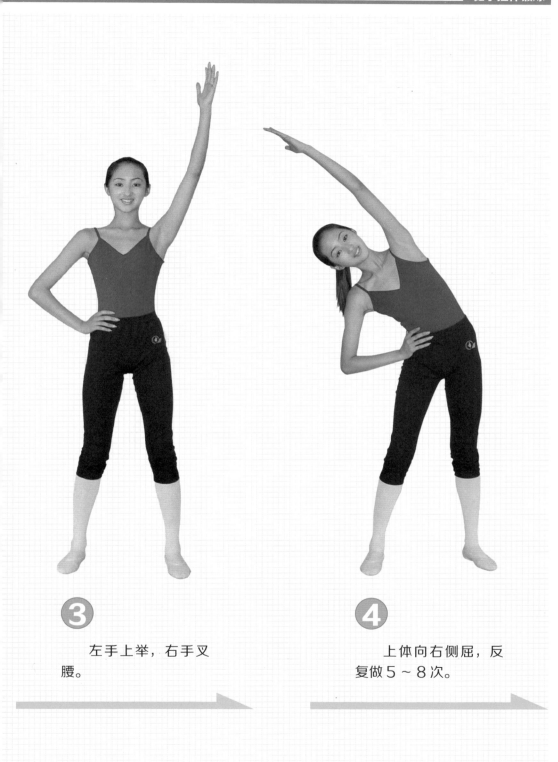

③

左手上举，右手叉腰。

④

上体向右侧屈，反复做 5 ~ 8 次。

第四节

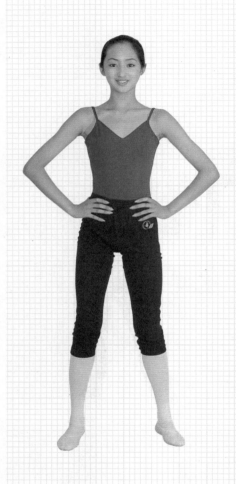

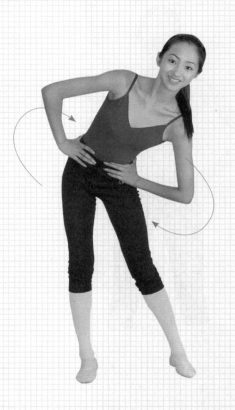

1

两脚开立同肩宽，
两手叉腰。

2

以腰为轴，先向左
绕环360度。反复做
5～8次。

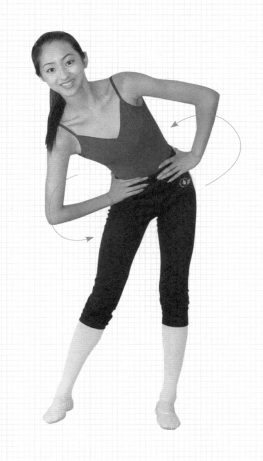

③

向右绕环 360 度。
反复做 5 ~ 8 次。

动作要领：旋转角度要试探着做，如果初次旋转 360 度有困难，可减小旋转幅度，待经过一段时间锻炼，身体适应后再逐渐加大旋转幅度。

第五节

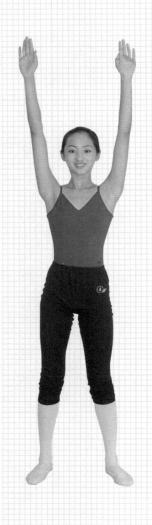

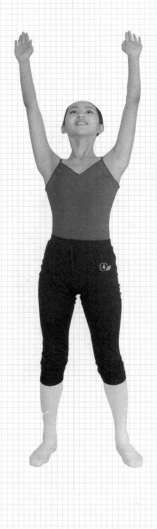

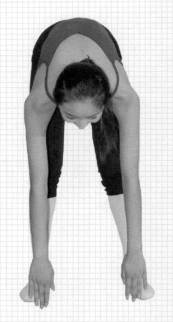

1

两脚开立同肩宽，两臂上举，掌心向前。

2

以腰为轴，先向后仰体。

3

再向前屈体，手指尽量触地。反复做8～12次。

第六节

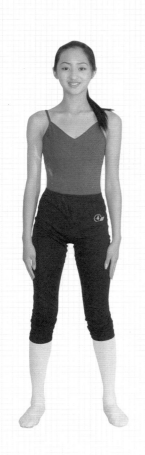

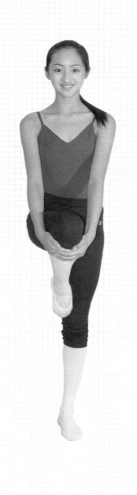

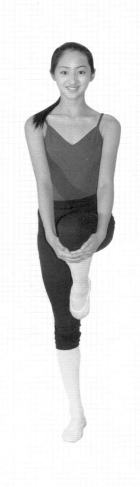

① 两脚开立，两手垂于身体两侧。

② 左腿支撑，右腿高抬大腿，贴近胸部，同时两臂抱右膝，停留片刻。恢复原状。

③ 右腿支撑，左腿高抬大腿，贴近胸部，两臂抱左腿，停留片刻。恢复原状。左右交替，反复做 8 ~ 10 次。

第七节

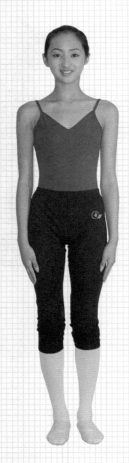

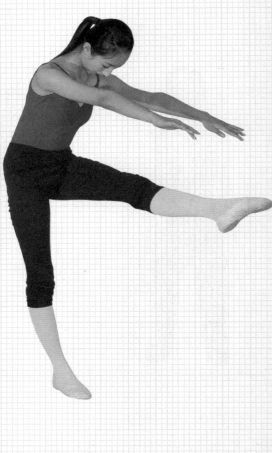

①

直立，两手自然下
垂于身体两侧。

②

左腿向上踢起，同
时向下弯腰，双手臂向
前平举，头向腿贴近。
恢复原状。

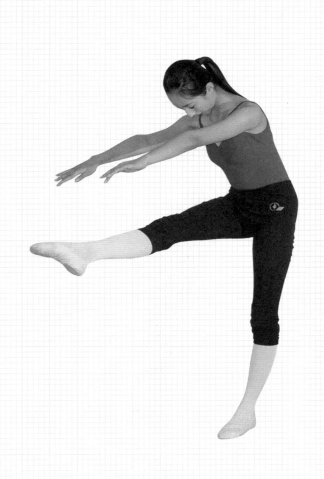

③

右腿向上踢起，同时向下弯腰，双手臂向前平举，头向腿贴近。恢复原状。反复做8～10次。

第八节

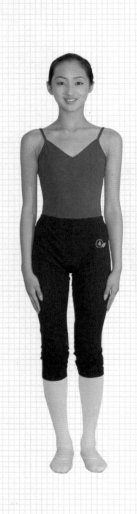

1

直立，两手自然下
垂于身体两侧。

2

左腿尽量向后踢起，
同时双臂伸直上扬，头
尽量向后仰。恢复原状。

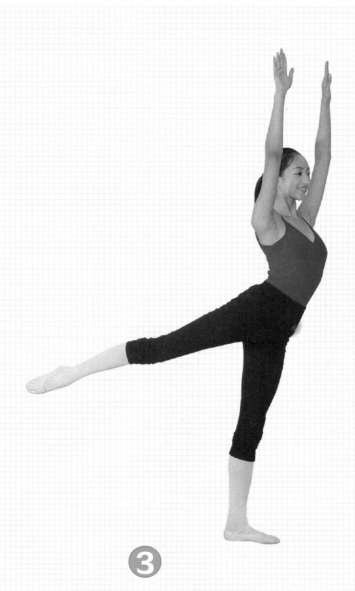

③

右腿尽量向后踢起，
同时双臂伸直上扬，头
尽量向后仰。恢复原状。
反复做 8 ～ 10 次。

第九节

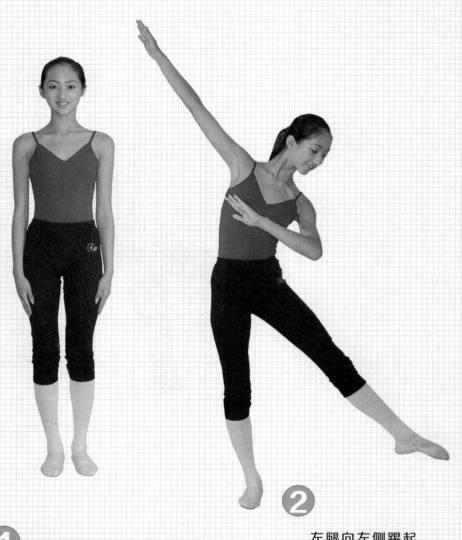

①

直立，两手自然下
垂于身体两侧。

②

左腿向左侧踢起，
双臂向右上方摆起，上
身向左侧弯曲，停留片
刻。恢复原状。反复做
5～8次。

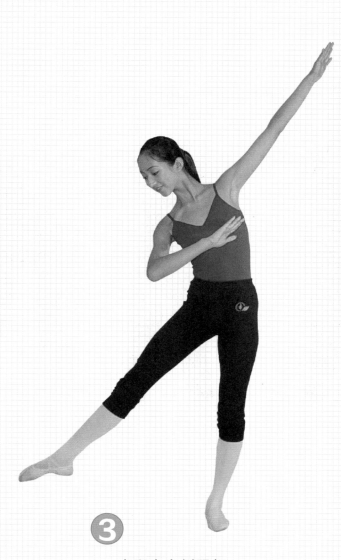

③

右腿向右侧踢起，双臂向左上方摆起，上身向右侧弯曲，停留片刻。恢复原状。

第十节

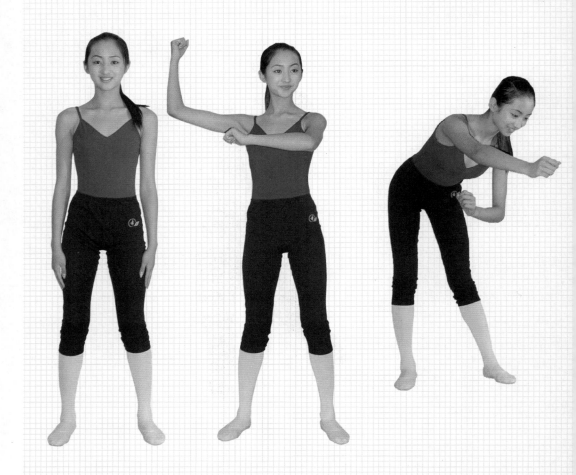

1 直立，两腿分开与肩同宽。

2 右臂挥起，弯腰做劈柴动作。反复做 10 次。

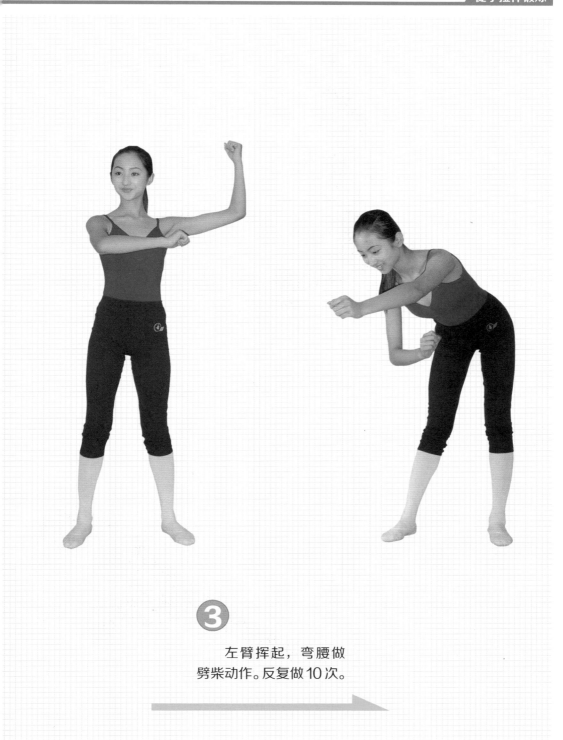

③

左臂挥起，弯腰做
劈柴动作。反复做 10 次。

第十一节

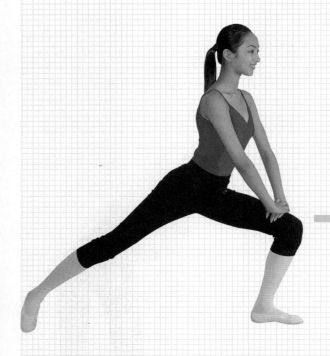

①

左腿前迈1步成弓步，双手扶在左膝上，两臂伸直。

②

两肘弯曲，上身随之向下摆动，贴近左膝。恢复原状。反复做10次。

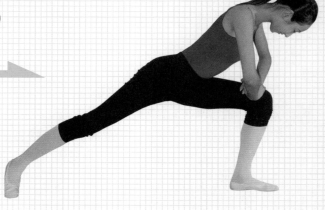

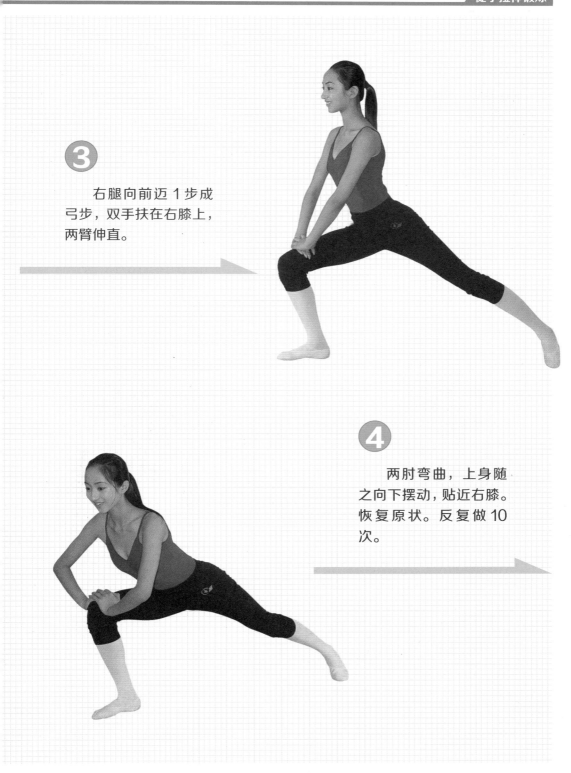

③

右腿向前迈 1 步成弓步，双手扶在右膝上，两臂伸直。

④

两肘弯曲，上身随之向下摆动，贴近右膝。恢复原状。反复做 10 次。

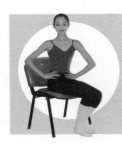

第二套

此套动作在椅子上完成，适合体质较弱、病症较重者。选择的椅子一定要结实、稳定，应选有靠背的四腿椅子。每天早晚各做此套动作 1 遍。

第一节

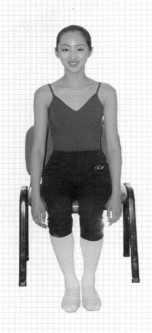

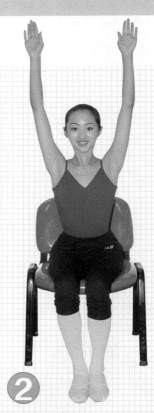

① 坐在椅子上，双手垂于身体两侧。

② 仰头同时双臂上举，腰向前挺。恢复原状。双臂上举时吸气，下落时呼气，反复做 8 ~ 12 次。

第二节

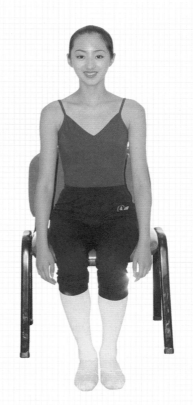

① 坐直上体，双手垂于身体两侧。

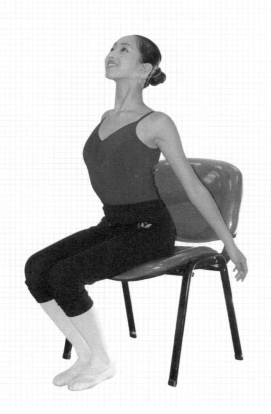

② 两肩后耸，同时向前挺腰仰头，用力使两侧肩胛骨靠近，停留片刻。恢复原状。反复做8～12次。

第三节

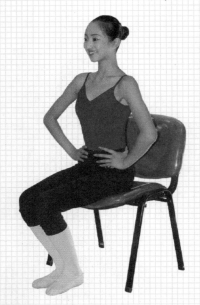

1 双手叉腰坐于椅上，上身平直。

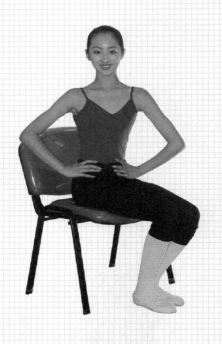

2 以腰为轴，向右转体。恢复原状。

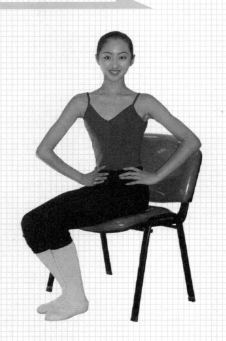

3 向左转体。左右交替做8~12次。

第四节

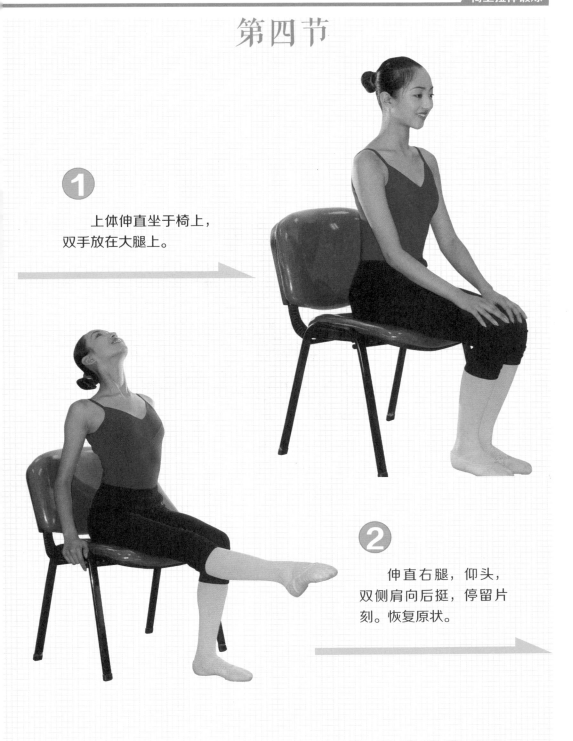

① 上体伸直坐于椅上，双手放在大腿上。

② 伸直右腿，仰头，双侧肩向后挺，停留片刻。恢复原状。

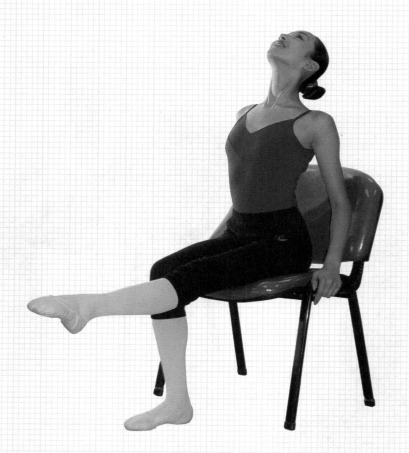

③

伸直左腿，仰头，
双侧肩向后挺，停留片
刻。恢复原状。左右交
替做 8 ~ 12 次。

第五节

1 上体伸直坐于椅上，双手叉腰。

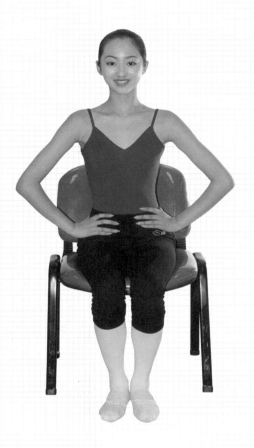

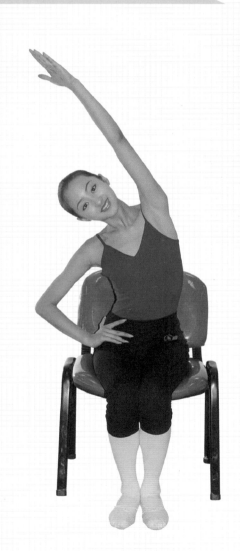

2 左臂侧上举，同时上身向右弯曲，压腰10次。恢复原状。

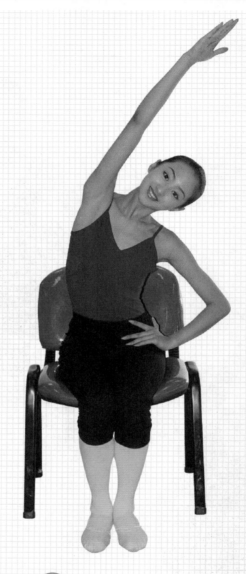

③

右臂侧上举，同时
上身向左弯曲，压腰 10
次。

第六节

上体伸直坐于椅上，
双手垂于身体两侧。

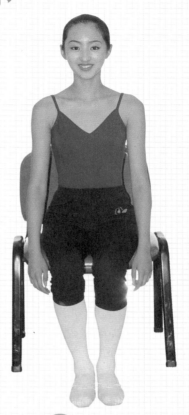

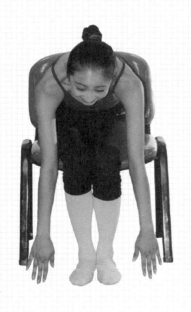

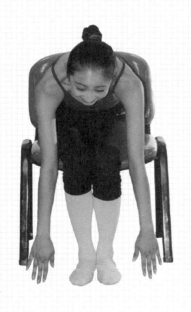
上体向前弯曲，双
手手指触地，停留片刻。
恢复原状。反复做 10
次。

注意：如果双手触地困难，不必勉强，尽力而为，待腰肌劳损症状改善后再把手逐渐放低。

第七节

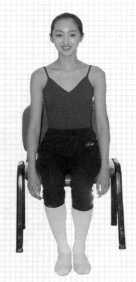

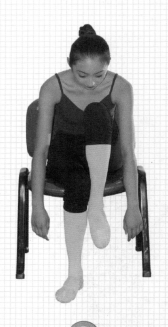

①

上体伸直坐于椅上，
双手垂于身体两侧。

②

左膝向上顶起，同
时向下弯腰，头尽量贴
近膝盖，停留片刻。恢
复原状。反复做 10 次。

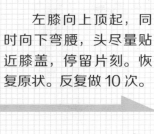

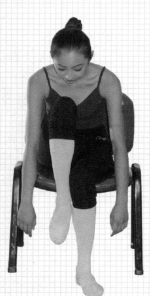

③

右膝向上顶起，同
时向下弯腰，头尽量贴
近膝盖，停留片刻。恢
复原状。反复做 10 次。

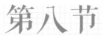

第八节

上体伸直坐于椅上，双手按在椅子后侧。

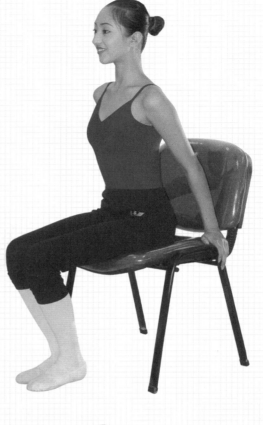

双手用力，支起臀部，腰向上挺，使身体离开椅子，停留片刻。恢复原状。反复做 10 次。

第九节

上体伸直坐于椅上，双手扶在膝上，两臂自然伸直。

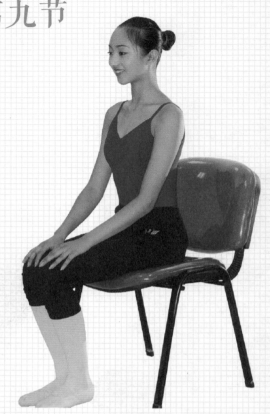

②

两肘向下弯曲，上体随之向下摆动，贴近膝部，停留片刻。恢复原状。反复做 15 次。

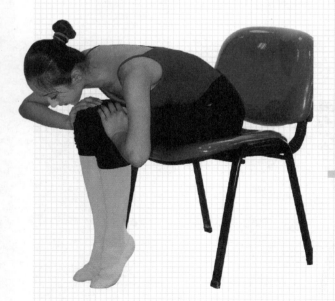

第十节

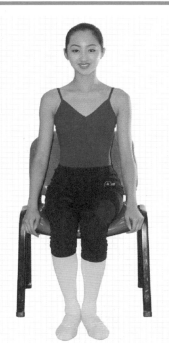

①

上体伸直坐于椅上，两手按在椅子两侧。

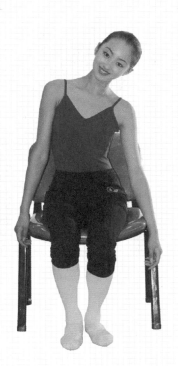

②

右肩略抬，腰向右挺，停留片刻。恢复原状。

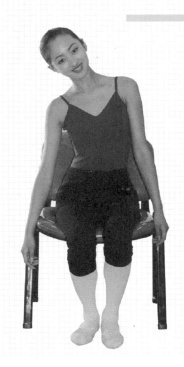

③

接着左肩略抬，腰向左挺，停留片刻。恢复原状。反复做20次。

第十一节

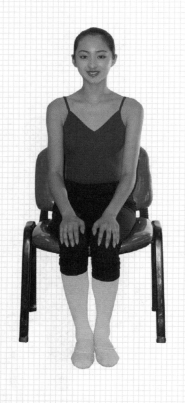

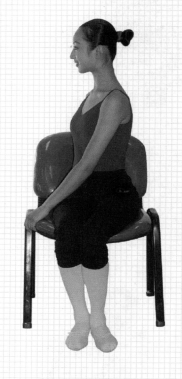

1 上体伸直坐于椅上，双手支在两膝上。

2 左肩前转，带动上半身向右侧转，停留片刻。恢复原状。

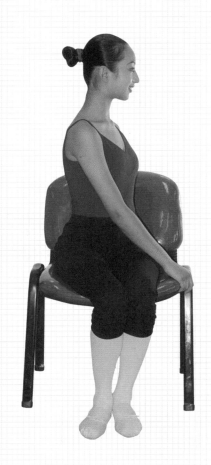

③

右肩前转，带动上半身向左侧转，停留片刻。恢复原状。反复做20次。

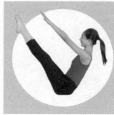

第三套

此套动作幅度较大，运动量也较大，适合体质较强、症状较轻者。每天早晚各做此套动作 1 遍。

第一节

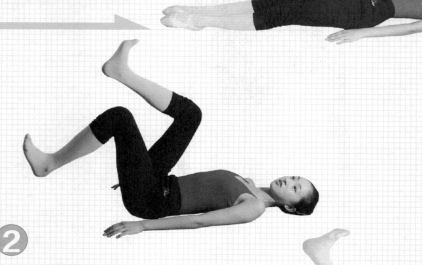

①

仰卧，腿伸直，双手自然置于身体两侧。

②

屈髋屈膝，同时踝关节极度背伸，然后向斜上方进行蹬踏，左右腿交替。反复做 8 ~ 12 次。

第二节

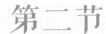

1

仰卧，腿伸直，双手自然置于身体两侧。

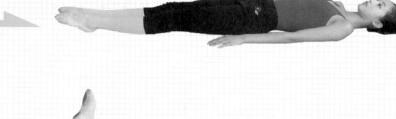

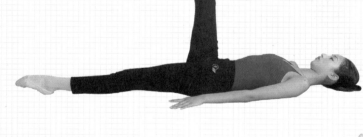

2

单腿伸直抬举与地面成90度，左右腿交替抬起。反复做8～12次。

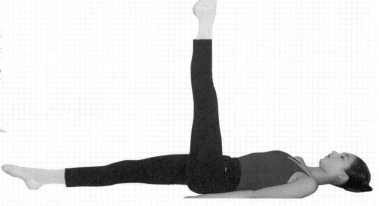

第三节

①

仰卧，两手置于身
体两侧，腿伸直。

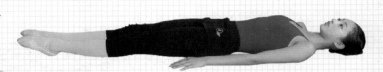

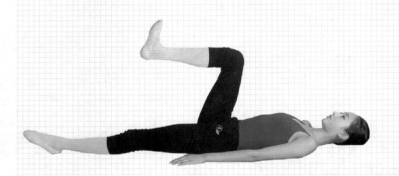

②

两腿交替做抬起弯
曲动作。反复做 8 ~ 12
次。

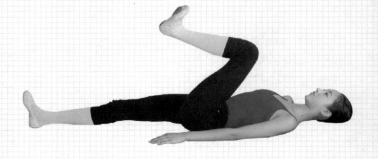

第四节

1

俯卧，两腿伸直，双手置于颌下。

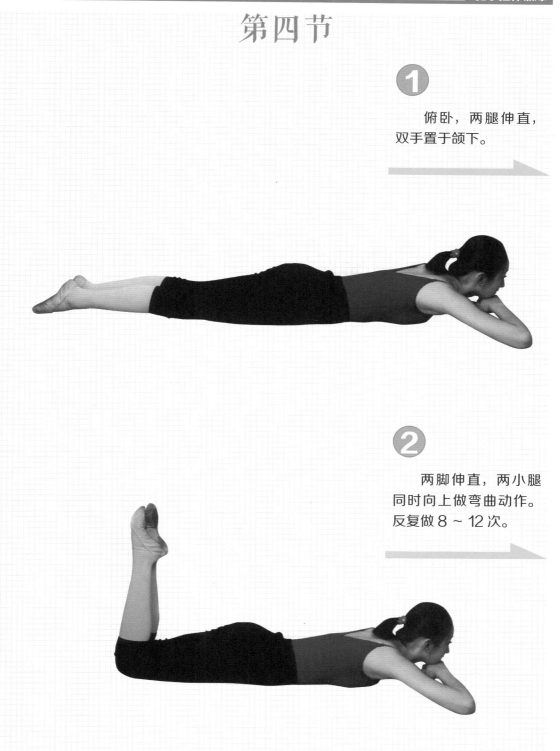

2

两脚伸直，两小腿同时向上做弯曲动作。反复做 8 ~ 12 次。

第五节

俯卧，双手置于身
体两侧，两腿伸直。

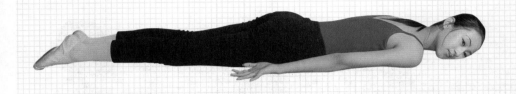

② 上身抬起向后做背
伸动作，停留片刻。恢
复原状。反复做 8 ～ 12
次。

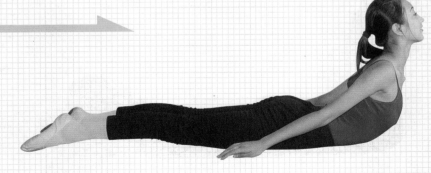

第六节

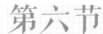

1

俯卧，双手置于身体两侧，两腿伸直。

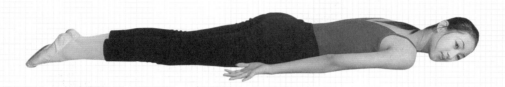

2

上身与两腿同时向上做背伸动作，停留片刻。恢复原状。反复做8～12次。

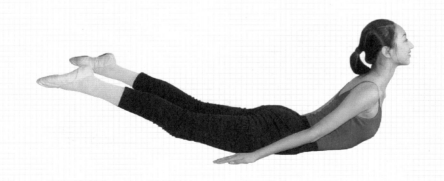

注意：如果背伸时感到吃力，动作幅度可以小一些，待身体适应后，再逐渐加大动作幅度。

第七节

仰卧，双腿弯曲，双脚置于垫上。

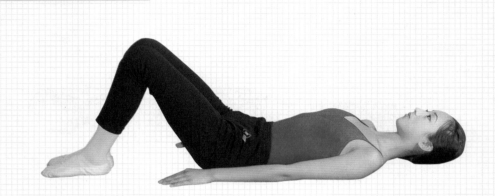

双手向下用力，同时双脚用力，使臀部向上抬起，停留片刻。恢复原状。反复做20次。

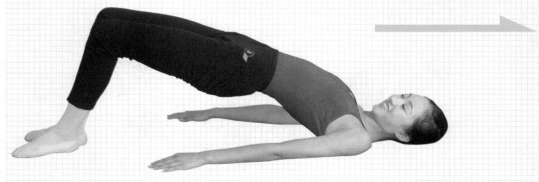

第八节

仰卧，双腿伸直，双手置于身体两侧。

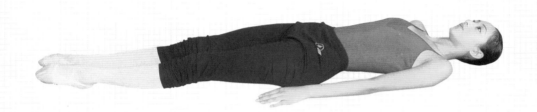

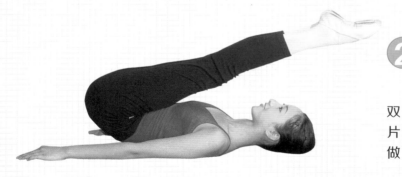

双腿伸直向上抬起，双膝向头部靠近，停留片刻。恢复原状。反复做 10 次。

注意：如果做以上动作时感到吃力，动作幅度可以小一些，待身体适应后，再逐渐加大动作幅度。

第九节

仰卧，双腿伸直，双手置于头下。

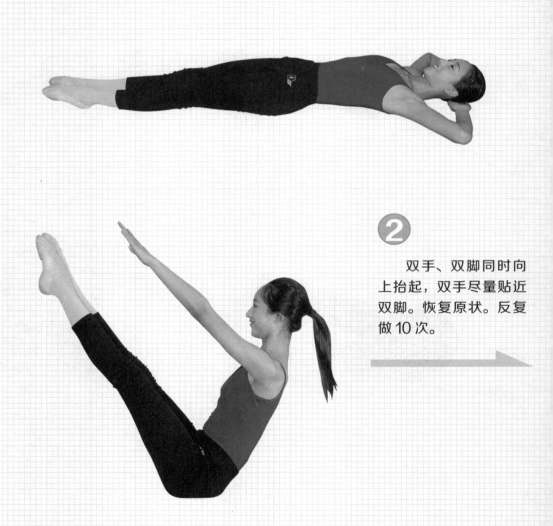

双手、双脚同时向上抬起，双手尽量贴近双脚。恢复原状。反复做10次。

注意：如果做以上动作时感到吃力，动作幅度可以小一些，待身体适应后，再逐渐加大动作幅度。

第十节

仰卧，双腿伸直，双手置于身体两侧。

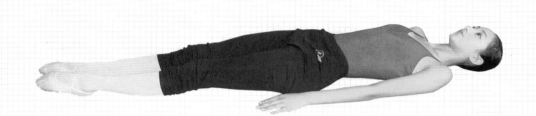

②
双手、双腿不动，上身向上抬起90度，停留片刻。恢复原状。反复做10～15次。

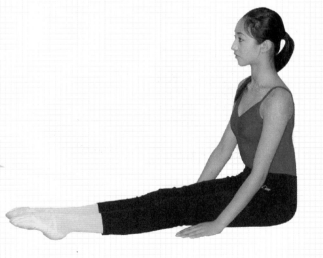

注意：如果做以上动作时感到困难，可以让双手随上身一起向前抬起，这样可以省力；也可在头下垫上枕头，这样也可省力。待身体适应后，再按原要求做。

第十一节

仰卧，双腿伸直，双手置于身体两侧。

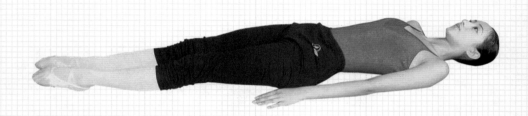

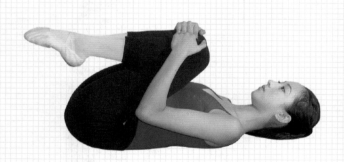

两膝屈起贴腹，两手抱膝，停留片刻。然后恢复原状。反复做 10 次。

第十二节

1

仰卧，双腿伸直，双手置于身体两侧。

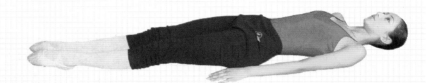

2

左膝屈起贴腹，双手抱左膝，停留片刻。恢复原状。

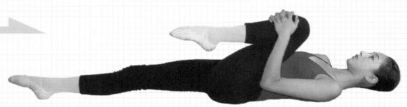

3

右膝屈起贴腹，双手抱右膝，停留片刻。恢复原状。反复交叉做10～15次。

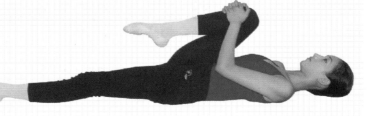

第十三节

俯卧，两手置于颌下。

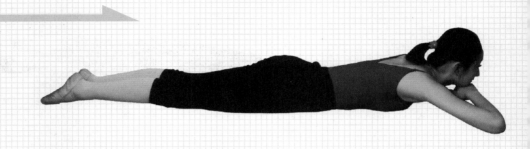

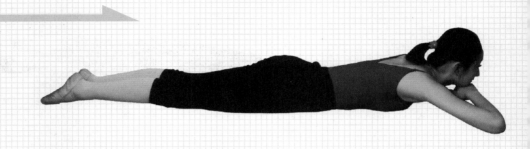

左侧膝盖弯曲，左小腿向上抬起。

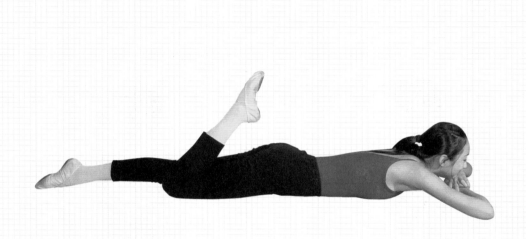

③

右侧膝盖弯曲，右小腿向上抬起。反复做10～15次。

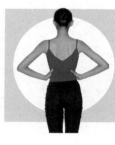

第四套

此套动作可与按摩相结合，动作轻柔，运动量小，适合体质较弱、病症较重者做。每天晨起和睡前各做1遍。

第一节

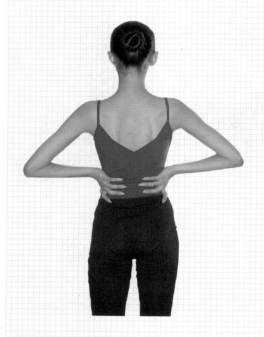

站立，用双手示、中、无名、小指指面附着于腰椎两侧。

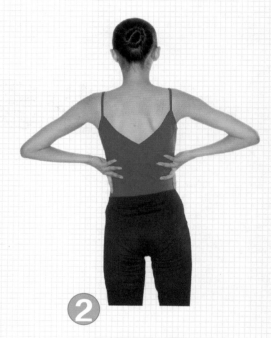

② 以腕关节连同前臂做环形的有节律的按摩。用劲自然，动作缓和协调。每分钟做120次左右，做2分钟。

第二节

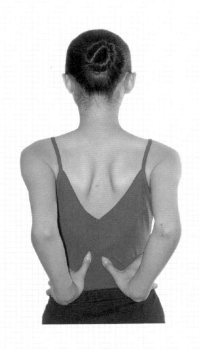

站立，双手叉腰，拇指在后，指面紧压在腰部腰椎两侧。

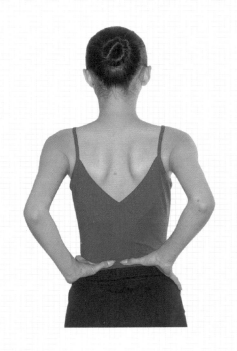

② 手指沿竖脊肌行走的方向，用均衡而持续的压力，自上而下，缓缓按压移动，顺筋而理。反复做 20 次。

第三节

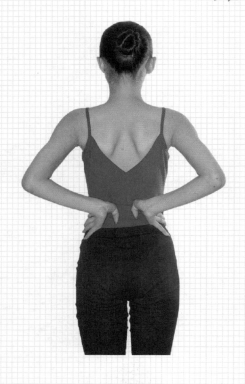

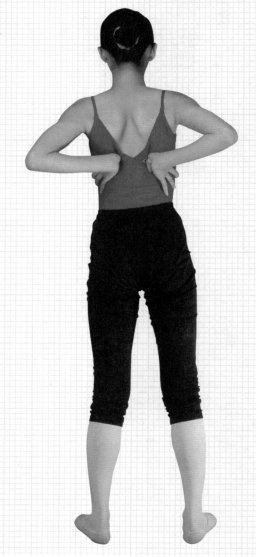

1

站立，双手叉腰，拇指在后，拇指抵在腰部竖脊肌脊椎边缘。

2

手指用力由内向外扣，扣时可上下移动。反复做 50 次。可缓解腰肌痉挛，有消除腰肌疲劳的作用。

第四节

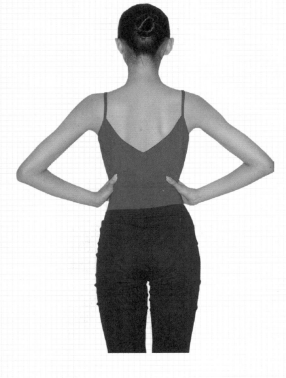

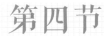

站立，双手叉腰。

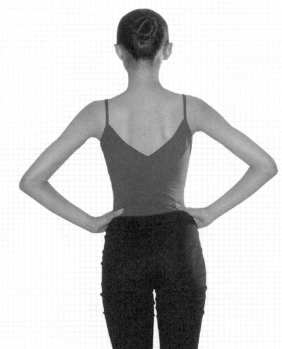

② 双手上下缓缓滑动按摩腰部，手指渐渐加大力量，直到腰眼肌肉发热为止。

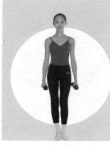

第五套

此套动作适合症状较轻者。运动时所使用的哑铃重量以舞动起来不吃力为佳，可以选择铁质的哑铃，也可以选择木质的哑铃，女子使用的哑铃重量可以销轻一些。每天早晚各做此套动作 1 遍。

第一节

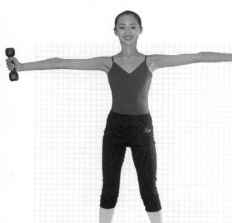

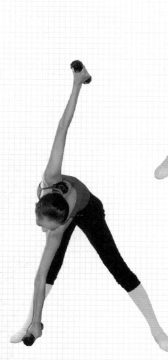

① 站直身体，双腿分开，双臂向左右两侧伸直。

② 摆动左臂，用哑铃轻触右脚前的地面，同时右臂向身后上扬，停留片刻。恢复原状。

③ 摆动右臂，用哑铃轻触左脚前的地面，同时左臂向身后上扬，停留片刻。恢复原状。反复做 10 ~ 15 次。

第二节

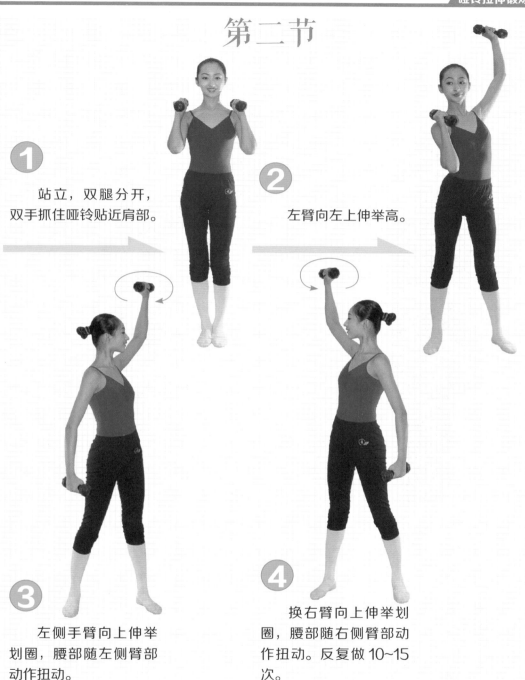

1 站立，双腿分开，双手抓住哑铃贴近肩部。

2 左臂向左上伸举高。

3 左侧手臂向上伸举划圈，腰部随左侧臂部动作扭动。

4 换右臂向上伸举划圈，腰部随右侧臂部动作扭动。反复做 10~15 次。

注意：动作不要过快、过猛、幅度过大，以免损伤关节、拉伤肌肉。

第三节

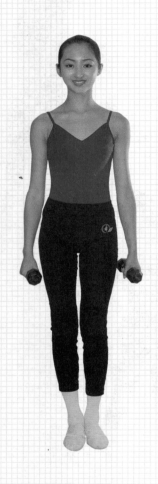

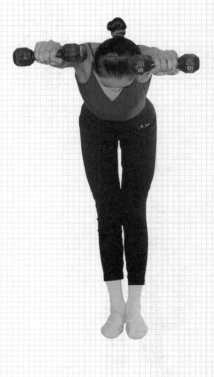

站立，两腿并拢，
手持哑铃置于身体两侧。

②

双手持哑铃向前
上抬举至水平，同时上
体前屈90度，停留片
刻。恢复原状。反复做
10～15次。

第四节

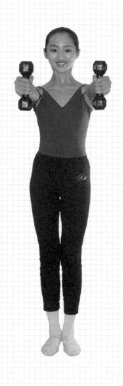

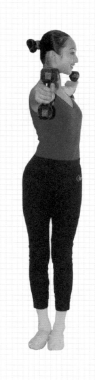

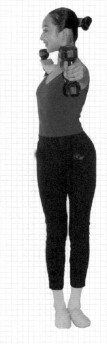

① 站立，两腿并拢，双手持哑铃伸直于胸前，掌心相对。

② 左臂伸直向左水平摆动，成一字形，右臂不动，上身随之左转。恢复原状。

③ 右臂伸直向右水平摆动，成一字形，左臂不动，上身随之右转。反复做 10 ～ 15 次。

第五节

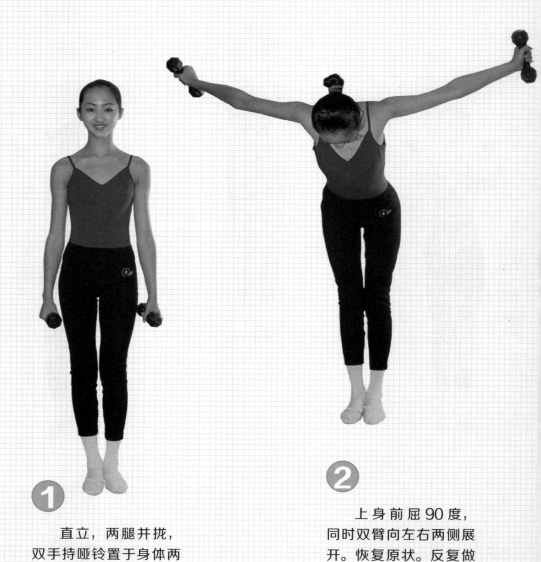

① 直立，两腿并拢，双手持哑铃置于身体两侧。

② 上身前屈90度，同时双臂向左右两侧展开。恢复原状。反复做10～15次。

第六节

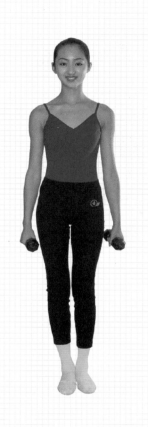

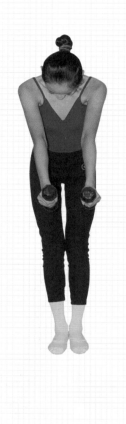

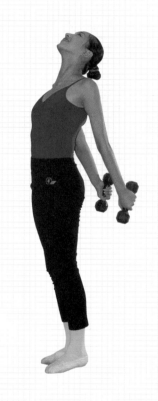

①

直立，双手持哑铃置于身体两侧。

②

双手持哑铃向前摆动，哑铃轻轻触碰，同时上身前屈 30 度。恢复原状。

③

双手持哑铃向身后摆动，哑铃轻轻触碰，同时上身后仰 30 度。反复做 20 次。

注意：两个哑铃触碰时一定要轻，不要碰着手。

第七节

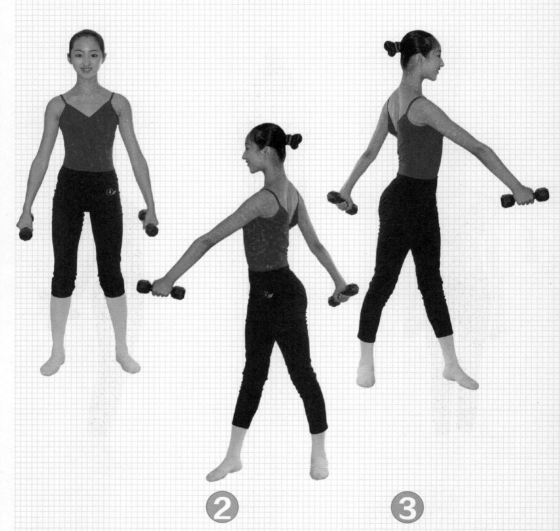

① 直立，两腿分开，双手持哑铃置于身体两侧。

② 左臂于身前向身体右侧摆动，同时右臂于身后向身体左侧摆动，腰部随之转动。恢复原状。

③ 右臂于身前向身体左侧摆动，同时左臂于身后向身体右侧摆动，腰部随之转动。反复做20次。

第八节

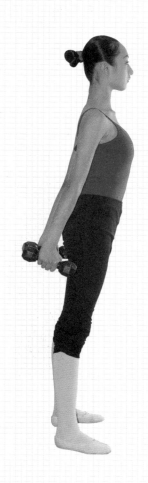

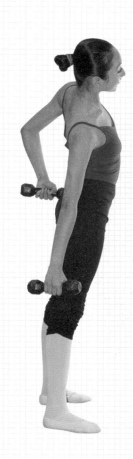

① 直立，两腿分开，双手持哑铃置身体两侧。

② 上身后仰30度，两臂在身后上下交替。反复做20次。

第九节

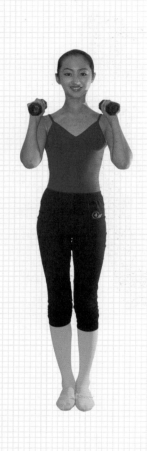
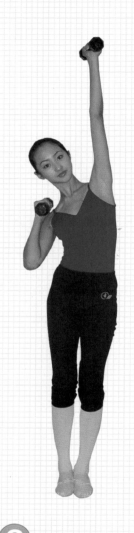
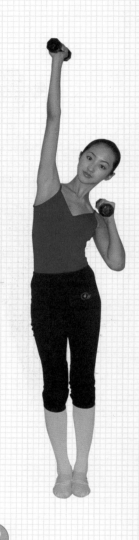

①
直立，两腿并拢，
双手持哑铃置于肩前。

②
左臂向上举起哑铃，
同时腰向左挺。恢复原
状。

③
右臂向上举起哑铃，
同时腰向右挺。恢复原
状。反复做 20 次。

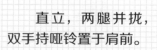

第十节

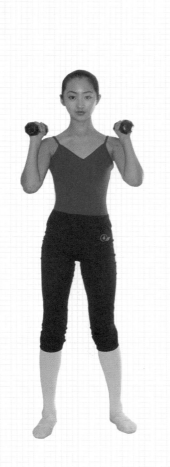

1

直立，两腿分开，双手持哑铃置于肩前。

2

左臂向左侧伸直，同时臀部向右挺。恢复原状。

3

右臂向右侧伸直，同时臀部向左挺。恢复原状。反复做 20 次。

第十一节

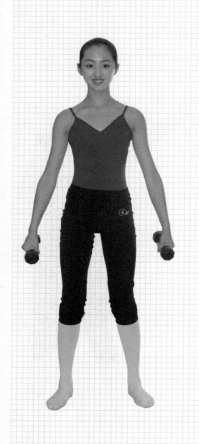
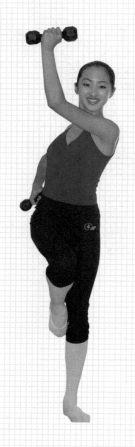
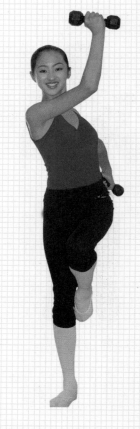

① 直立，两脚分开，双手持哑铃置于身体两侧。

② 左臂向右前方挥动，同时右膝向左前方抬起，带动腰部。恢复原状。

③ 右臂向左前方挥动，同时左膝向右前方抬起，带动腰部。恢复原状。反复做 20 次。

第十二节

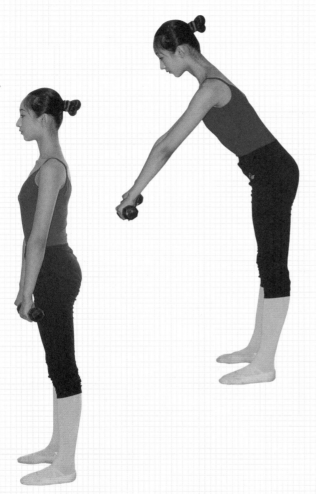

1 直立，两脚分开，双手持哑铃置于腿两侧。

2 两臂向前摆动 30 度，同时腰向后摆。

3 接着两臂向后摆动 30 度，同时腰向前摆。反复做 20 次。

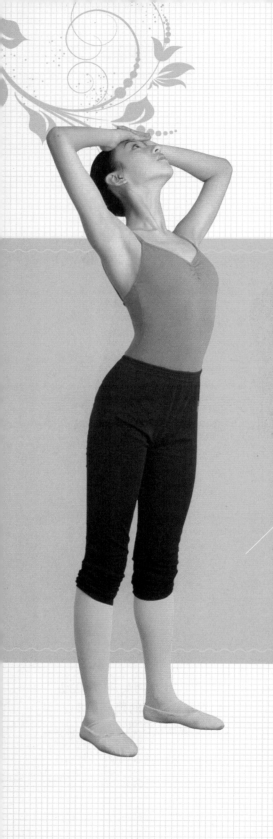

第四章

关节炎
拉伸锻炼

> **什么是关节炎**

关节炎是关节结缔组织发炎或关节软骨退化性疾病的通称。软骨是沿着关节排列的物质，它能防止骨头末端相互摩擦。当软骨被磨掉，骨头就暴露了，易导致关节疼痛、僵硬、肿胀，甚至畸形。虽然多数形态的关节炎与年龄老化有关，但实际上，这种疾病也会侵扰年轻人。

> **常见关节炎类型**

最常见的关节炎是骨性关节炎和风湿性关节炎。其次是类风湿性关节炎、痛风性关节炎。

1. 骨性关节炎：又称为退化性关节炎或增生性关节炎。骨性关节炎会影响部分或所有关节。症状包括晨间的僵硬，还有关节的疼痛和肿胀。原发性骨性关节炎发病平均年龄 50 岁左右，受累关节常为多数，在脊柱常见于活动度较大的颈椎和腰椎；在上肢常见于肘、腕；在下肢多见于髋、膝、踝和第一跖趾关节。继发性骨性关节炎发病平均年龄 40 岁左右，受累关节常为少数，以下肢和负重关节最为明显。

2. 风湿性关节炎：是一种常见的急性或慢性结缔组织炎症。通常所说的风湿性关节炎是风湿热的主要表现之一，临床以关节和肌肉游走性酸楚、红肿、疼痛为特征。与 A 组乙型溶血性链球菌感染有关，寒冷、潮湿等因素可诱发本病。下肢大关节如膝关节、踝关节最常受累。

3. 类风湿性关节炎：这是一种自身免疫性疾病，是具有关节炎变的慢性全身性疾病。凡构成关节的各种组织，如滑膜、软骨韧带、肌腱和骨骼等都有病变。早期有关节肿痛和运动障碍，晚期则关节僵硬和畸形，并有骨和骨骼肌萎缩。

4. 痛风性关节炎：这是一种嘌呤代谢紊乱所引起的疾病，主要发病机理是尿酸代谢失常所引起的血尿酸过高，沉积于关节软组织、软骨、骨骺，导致全身各个关节部位疼痛，甚至畸形。

中医将关节炎归于痹证范畴。痹证是指气血为病邪所阻痹而引起的疾病，分为两大类：第一类因风、寒、湿 3 种外邪合并侵袭而致。风偏重者为"行痹"，肢体酸痛，痛点游走不固定。寒偏重者为"痛痹"，关节疼痛，得热则舒，受寒则剧。湿偏重者为"着痹"，肌肤麻木，关节重着，痛有定处。第二类为风邪外袭，湿热留注经络所致，名为"热痹"，症状为发热口渴，关节红肿热痛，痛不可触。

关节炎是怎么患上的

1. 年龄因素：随着年龄增长，常发生关节软骨退行性变化，关节多年累积性劳损。老年人软骨中的纤维成分增加，韧性减低，因而容易遭受损伤而产生退行性改变，易患骨性关节炎。

2. 性别因素：以女性多见，尤其是闭经前后的女性，因为性激素水平下降，导致骨质疏松，易患骨性关节炎。

3. 遗传因素：有家族病史，如父母双方有关节炎病史，直系亲属中有关节炎病史者易患此病。

4. 体重因素：肥胖和粗壮体型的人中发病率较高。体重大，势必增加关节负重，易患骨性关节炎。

5. 饮食因素：营养不良是致病因素之一，如偏食者、胃肠功能低下者、缺钙者、钙磷比例失调者及缺维生素 D 者等易患骨性关节炎。但痛风性关节炎患者要限制含嘌呤食物的进食量，如含嘌呤量很高的肝、胰、脑等动物内脏，沙丁鱼、凤尾鱼、浓肉汁及酒类等均以少食或不食为好。

6. 气候因素：常居潮湿、寒冷环境的人易患风湿性关节炎及类风湿性关节炎。

7. 职业因素：关节炎也与职业有关。长期、反复使用某些关节，可引起这些关节患病率增加。如矿工的膝关节、肘关节，风钻工的肘关节、手关节，芭蕾舞演员跖趾关节，棒球运动员的肩关节、肘关节，足球运动员的踝关节、足关节、膝关节等等。

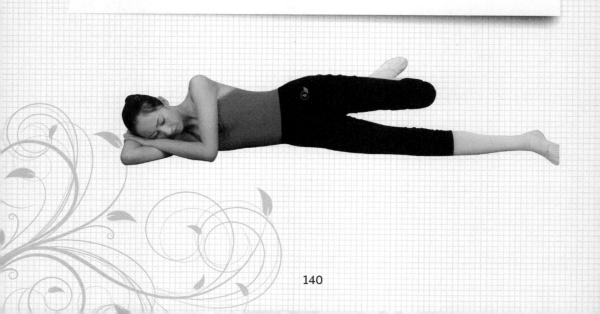

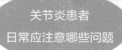

关节炎患者
日常应注意哪些问题

1. 适度参加体育锻炼，注意劳逸结合：骨性关节炎若没有关节疼痛、麻木等症状，则不需要特殊的治疗，但平时要注意劳逸结合，适当参加体育锻炼，改善神经、肌肉、骨关节的新陈代谢，延缓其衰老的速度，并防止僵硬、不灵活。出现临床症状的病人则要避免或减轻病变局部的疲劳，进行适当的治疗。

2. 调整饮食结构：肥胖导致的关节炎患者，应少食高脂肪食物，控制食量，尽量多参加体育运动，达到正常体重，以减轻关节所承受的重量。骨性关节炎患者平时应多食富含钙和胶质的食品，并可补充钙制剂。痛风性关节炎患者要注意不食高嘌呤食物，如动物内脏等。

3. 对受累的关节加以保护：这样能使关节能得到充分休息。不要过度使用受累关节，避免关节剧烈活动和过度负重，防止关节承受不恰当的重力，以减少关节的反复损伤。髋关节或膝关节受累者，应避免过久站立、跑步、打球或长距离步行等。若久坐后双膝发僵，在起立前可做一下"热身运动"，轻轻地摆动几下腿部。

4. 纠正不良的姿势、体位：这样做不仅能缓解关节疼痛，而且能防止病情进一步发展，对负重关节如膝关节、髋关节尤为重要。避免在睡眠时为减轻疼痛在膝下垫枕头。颈椎骨关节炎病人应避免长时间伏案、仰头或转颈，睡眠时应用高度适当的枕头。腰椎关节炎患者可睡硬板床。在日常生活中，根据具体情况，可适当使用拐杖之类的用具，有利于减轻受累关节负荷。穿有弹性的鞋子，用适当的鞋垫，穿戴护膝或弹性绷带，对保护膝、髋等部位的关节十分有益。

5. 应特别注意天气变化：风、寒、湿都是致病的诱因。关节炎患者，尤其是老年患者应避免关节的过分活动或持重物，使关节不再受损伤。急性发作期剧烈疼痛时应限制活动。还要注意身体的保温，特别是关节的保暖。

6. 关节炎发作期患者应避免活动：如化脓性关节炎患者则须炎症完全消退后方可进行体育运动。风湿性关节炎患者在发热状况下不宜做拉伸锻炼，待病情稳定后方可进行拉伸锻炼。

做拉伸锻炼
积极防治关节炎

　　对症拉伸锻炼对防治疾病及功能恢复有着重要的作用。它是根据患者的情况有针对性地编排动作，适合患者增强体质、治疗疾病、恢复功能。每种拉伸动作都针对一种疾病，就该病的具体情况编排出有效的动作，如果经常做拉伸锻炼，会有很好的效果。

　　本章介绍的关节炎拉伸锻炼，有以下防治作用：

　　1. 促进关节部位血液循环，增强软组织活性，减轻、缓解关节病痛。

　　2. 帮助患者解除关节运动障碍，增大关节活动范围和灵活性，预防关节强直。

　　3. 增强关节周围肌肉力量，防止肌肉萎缩，保护关节。

　　4. 矫正不良姿势，行动姿势正确也可起到保护关节的作用。

　　5. 减少多余脂肪，恢复正常体重。体重减轻也可保护关节。

　　6. 增强体质。体质强健了，病情自会缓解。

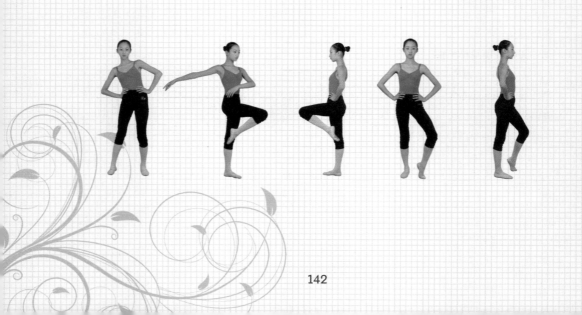

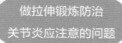

做拉伸锻炼防治
关节炎应注意的问题

1. 要持之以恒：关节炎使关节僵硬、疼痛，因而患者很容易把活动量减低到最少，这样会导致关节更僵硬、更疼痛，因为不活动会使稳定关节的肌肉萎缩，使病状加重。所以要进行运动，并且长期坚持。

2. 要注意动作做到位：如在做拉伸动作时平伸、抬举要四肢伸直，弯曲时也要弯曲到规定角度。为了增进骨骼的发育，做操时要认真、用力，以做完操全身发热，身体略微出汗为好。更重要的是要坚持定时、定量，每天都要坚持做，根据身体状况做到量。

3. 要注意身体的感觉：如身体感到很不舒服，关节感到疼痛加重，要适当减少做运动的次数。

4. 有其他疾病者要控制好运动量：有严重内脏疾病及慢性病者，如心脏病、肺病、肝病及高血压患者，做动作时要控制好运动量，不要过于用力，不要过于劳累。有严重骨骼疾病者，如骨质疏松症、软骨症、腰椎间盘突出症及严重关节炎患者做动作时要遵医嘱，不要过于用力，动作不要过猛。

5. 要选择适合自己的拉伸动作：本章编排的拉伸动作有十几种。患者可根据自己的实际情况，选择适合自己的动作，不要过于拘泥规定的动作和次数，要根据自己的情况实事求是地进行安排，以祛病强身为根本目标。

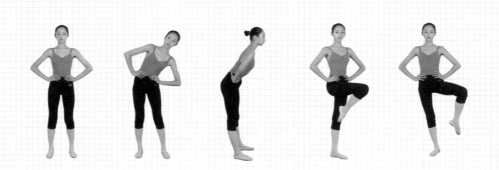

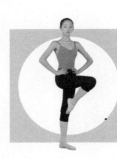

髋关节拉伸锻炼

此套动作适合髋关节炎患者，坚持做此套动作会减轻病痛，改善髋部活动能力。每天早晚各做此套动作 1 遍。

第一节

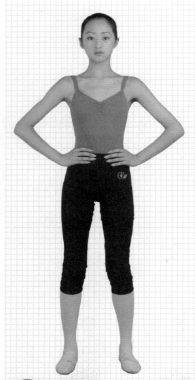 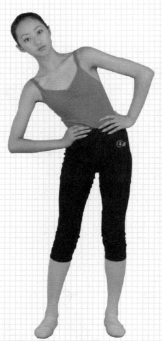 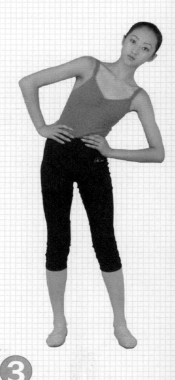

① 自然站立，两脚分开，双手叉腰。

② 向左顶髋到最大限度。恢复原状。

③ 向右顶髋到最大限度。反复做 20 次。

第二节

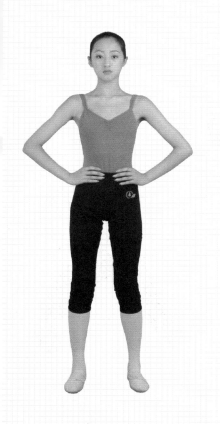 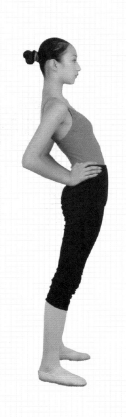 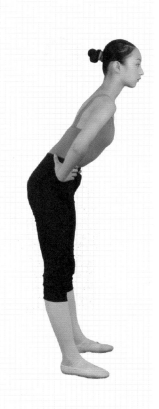

1 自然站立，两脚分开，双手叉腰。

2 向前顶髋到最大限度。恢复原状。

3 向后顶髋到最大程度。反复做20次。

第三节

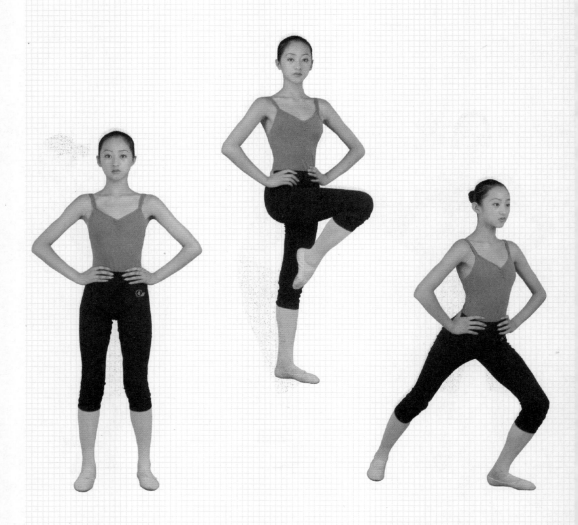

1 自然站立，两脚分开，双手叉腰。

2 右腿膝盖抬高至腹前。

3 右腿向侧后方蹬直，脚尖点地。反复做10次。

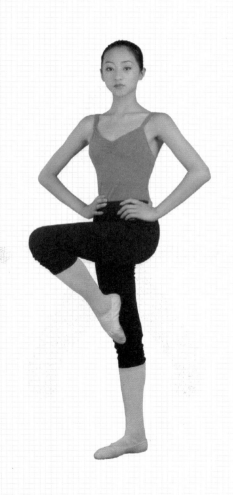

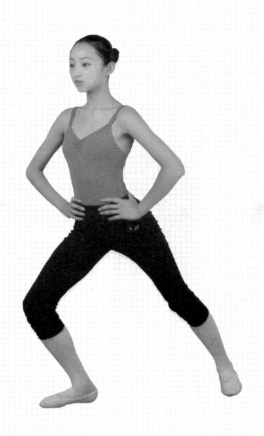

④

自然左腿膝盖抬高
至腹前。

⑤

左腿向侧后方蹬直，
脚尖点地。反复做 10
次。

第四节

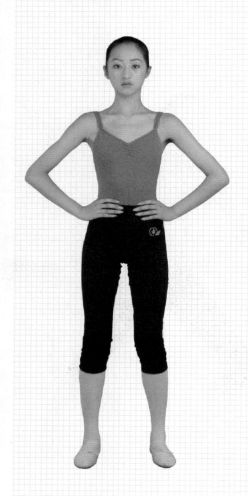

1 自然站立，两脚分开，双手叉腰。

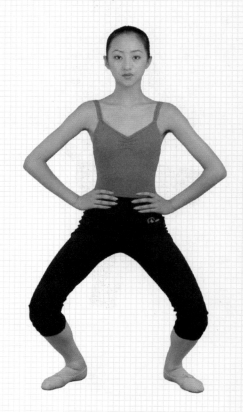

2 两膝弯曲，蹲成马步，停留片刻。恢复原状。反复做20次。

第五节

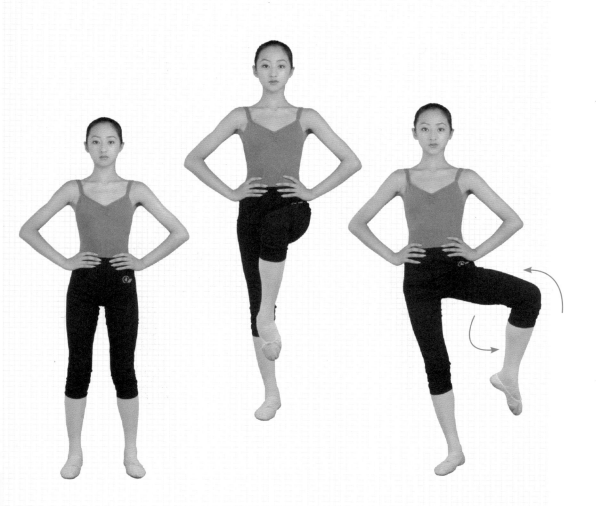

① 自然站立，两脚分开，双手叉腰。

② 左膝抬起使大腿成水平状。

③ 左腿向左旋转1圈，停留片刻。恢复原状。反复做10次。

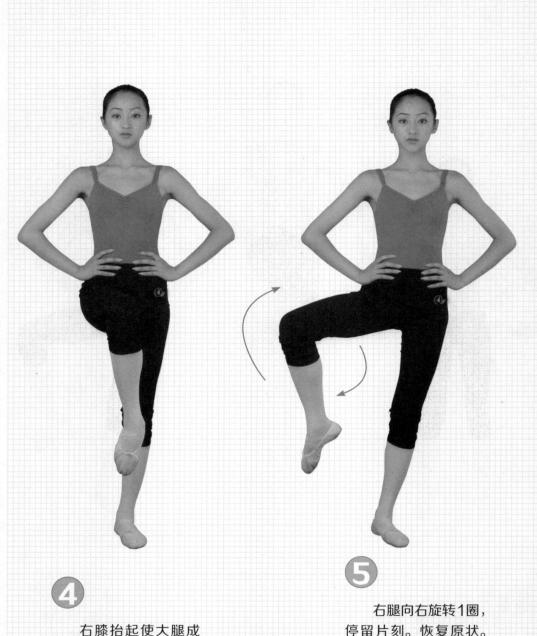

④

右膝抬起使大腿成
水平状。

⑤

右腿向右旋转1圈,
停留片刻。恢复原状。
反复做 10 次。

第六节

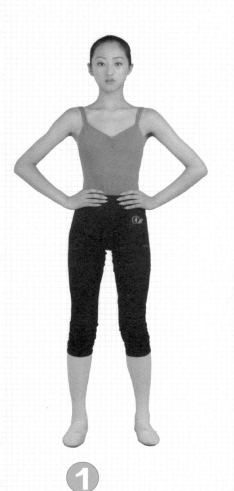

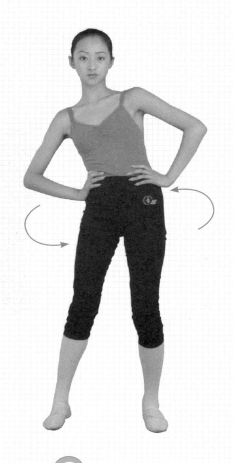

①

站立，两脚分开，
双手叉腰。

②

向左摆动髋部转圈
1周。反复做 10 次。

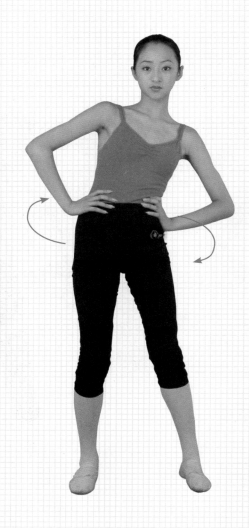

③

向右摆动髋部转圈
1 周。反复做 10 次。

第七节

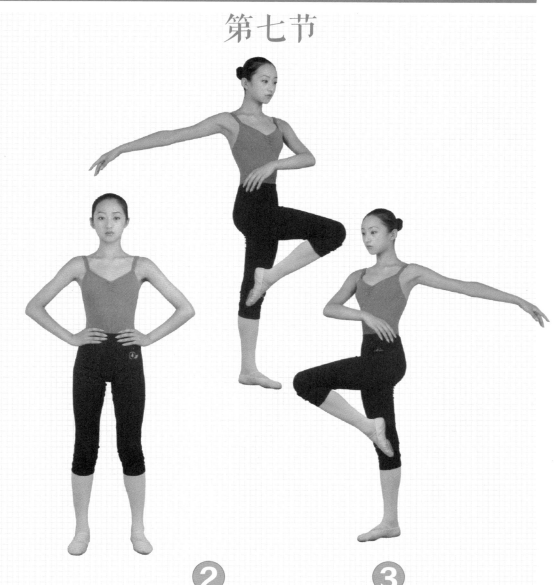

①

直立，两脚分开，双手叉腰。

②

右膝向左上方尽量抬起，拉动髋部，同时双臂向右下方用力摆动。反复做 10 次。

③

左膝向右上方尽量抬起，拉动髋部，同时双臂向左下方用力摆动。反复做 10 次。

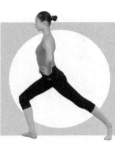

膝关节拉伸锻炼

此套动作适合膝关节炎患者。每天早晚各做此套动作1遍。

第一节

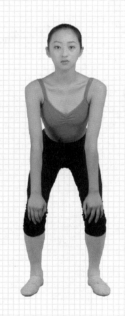

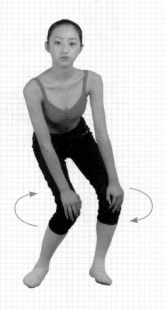

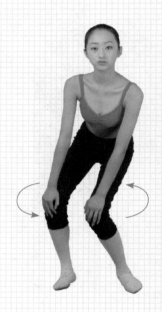

1 站立，两腿微弯，双手按在膝盖上。

2 双手按住两膝做顺时针转动。转动10次。

3 双手按住两膝做逆时针转动。转动10次。

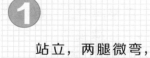

第二节

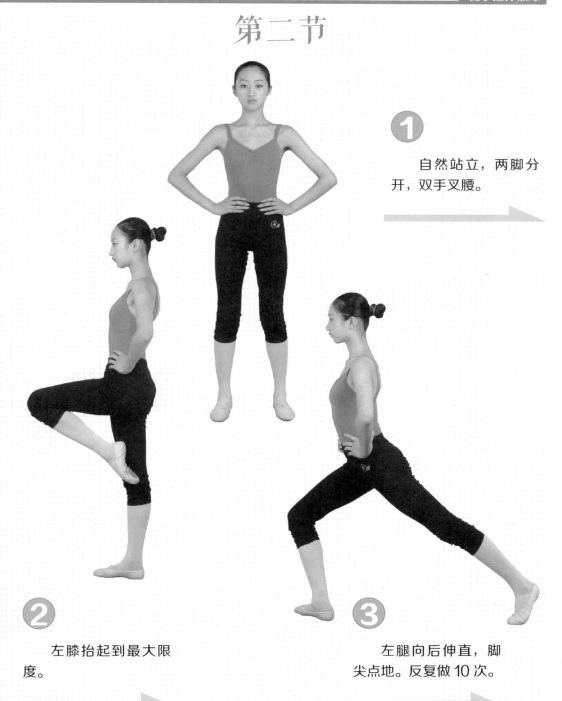

1 自然站立，两脚分开，双手叉腰。

2 左膝抬起到最大限度。

3 左腿向后伸直，脚尖点地。反复做 10 次。

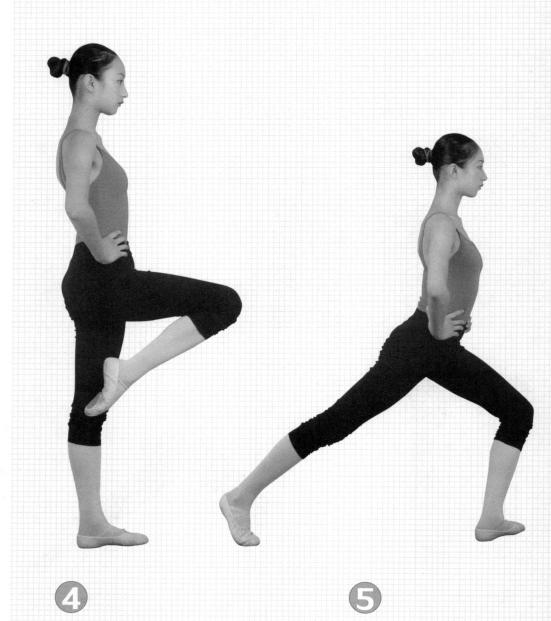

④ 右膝抬起到最大限度。

⑤ 右腿向后伸直，脚尖点地。反复做 10 次。

第三节

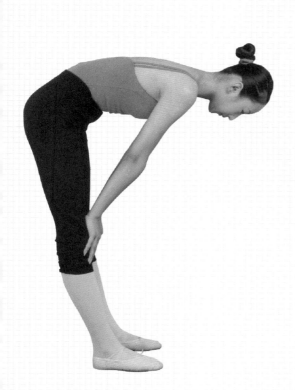

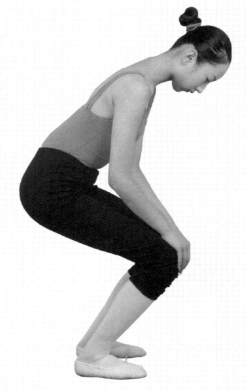

① 自然站立，弯腰双手按住两膝。

② 两膝向前弯30度。恢复原状。反复做20次。

第四节

坐在椅子上，上身伸直，双手放在大腿上，双脚掌平放地上。

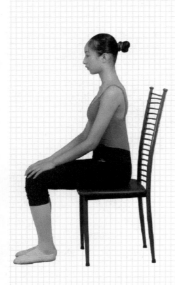

② 向前伸直左腿，停留片刻。恢复原状。反复做 10 次。

③ 向前伸直右腿，停留片刻。恢复原状。反复做 10 次。

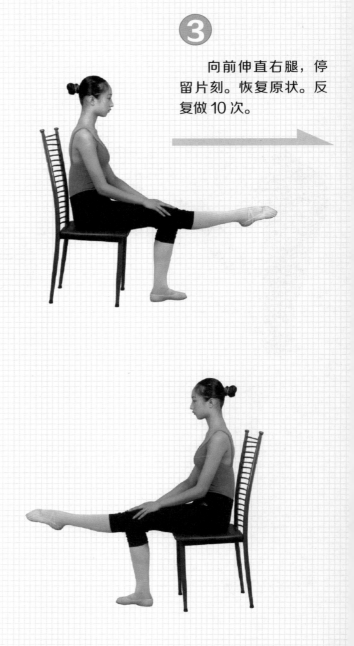

第五节

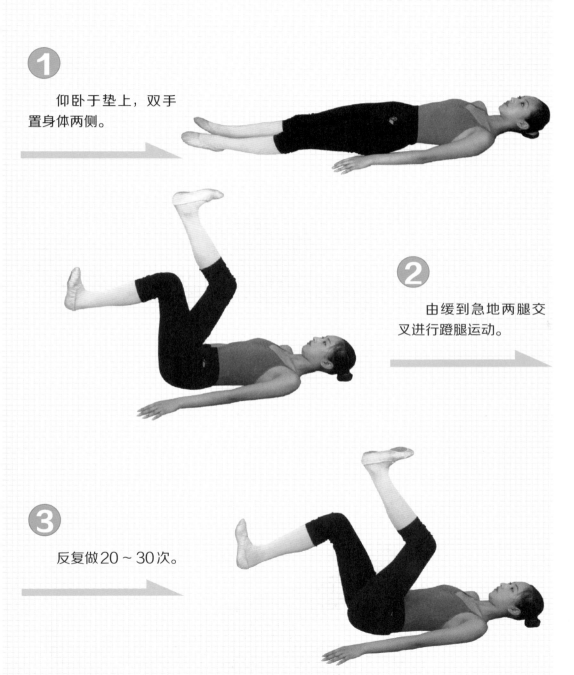

1 仰卧于垫上，双手置身体两侧。

2 由缓到急地两腿交叉进行蹬腿运动。

3 反复做20～30次。

第六节

向左侧卧于垫上，
左腿伸直，右腿屈膝。

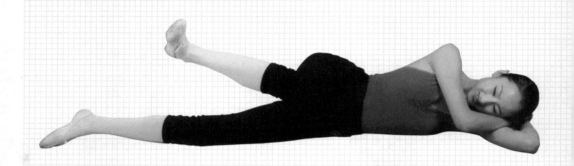

右腿向后做蹬腿动
作。反复做 20 次。

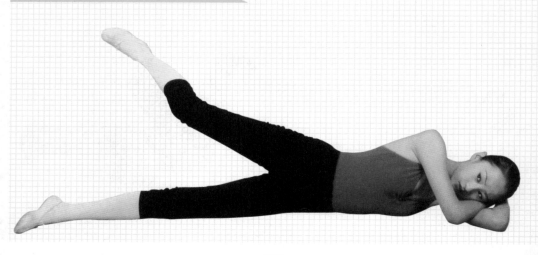

向右侧卧于垫上，右腿尽量伸直，左腿屈膝。

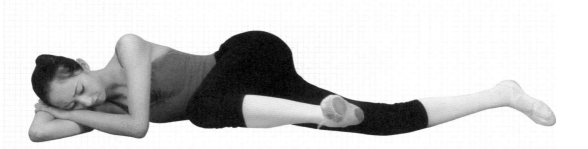

左腿做蹬腿动作。反复做 20 次。

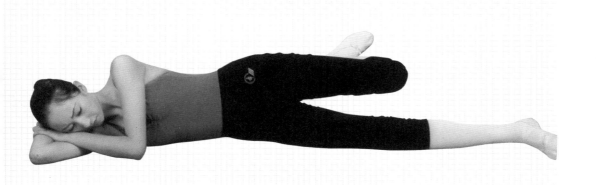

第七节

俯卧于垫上，双膝微屈，两小腿微微向上抬起。

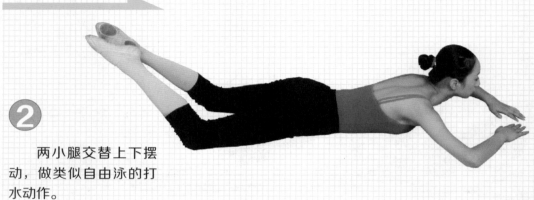

两小腿交替上下摆动，做类似自由泳的打水动作。

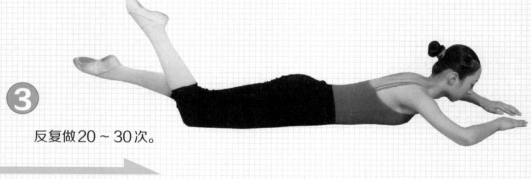

反复做20～30次。

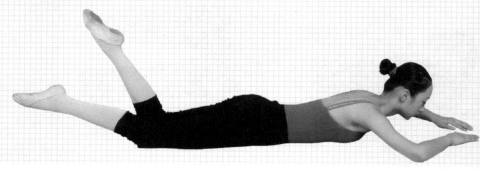

第八节

俯卧于垫上，两小
腿微微向上抬起，左右
分开。

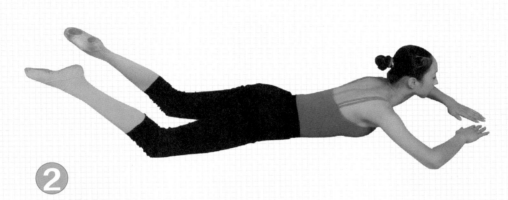

向内轻叩脚底，带动
膝关节。反复做20～30
次。

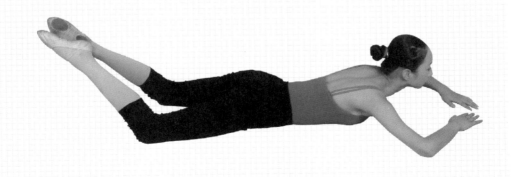

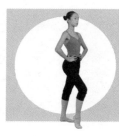

踝关节拉伸锻炼

此套动作适合踝关节炎患者。每天早晚各做此套动作1遍。

第一节

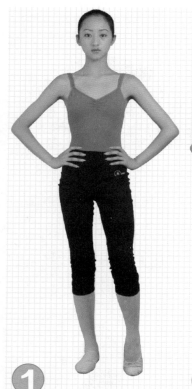

1 自然站立，两脚微分，左脚跟抬起，双手叉腰。

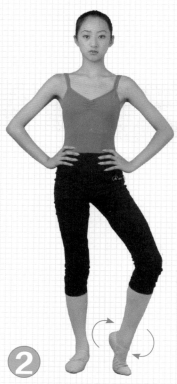

2 左脚脚尖点地，顺时针旋转1圈。反复转动10次。

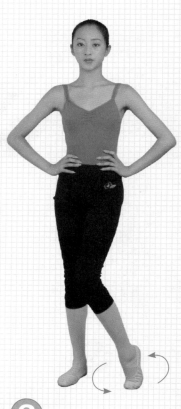

3 逆时针旋转10次。

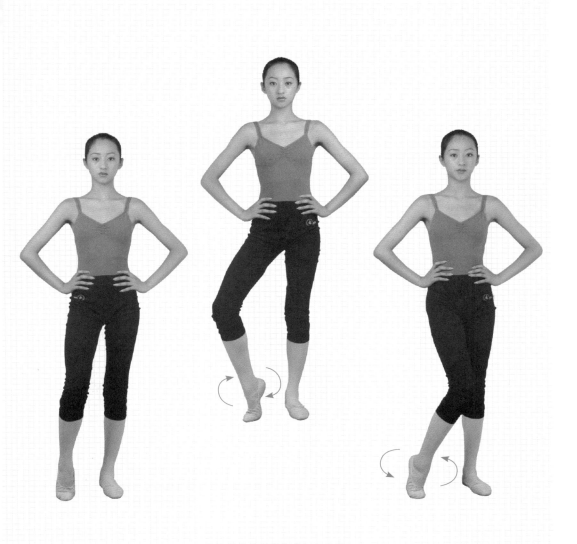

④

自然站立，两脚微分，双手叉腰，右脚跟抬起。

⑤

右脚脚尖点地，顺时针旋转1圈。反复转动10次。

⑥

逆时针旋转10次。

第二节

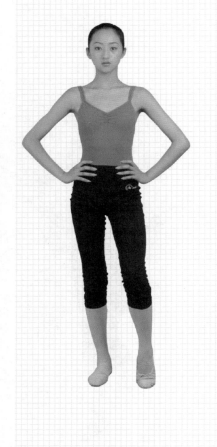
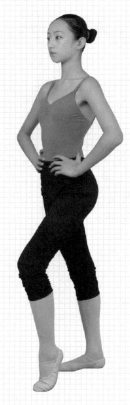
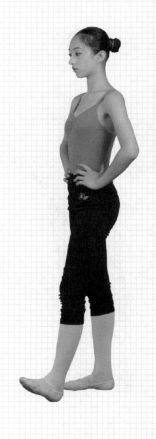

1 自然站立，两脚微分，双手叉腰，左脚跟抬起。

2 抬起左脚脚后跟到最大限度。

3 脚跟落地，抬起左脚脚尖到最大限度。反复做 15 次。

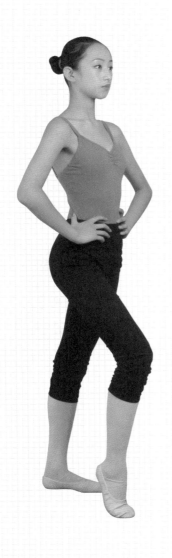

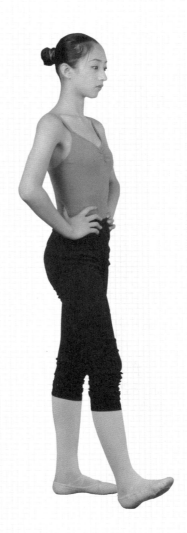

抬起右脚脚后跟到
最大限度。

⑤

脚跟落地，抬起右
脚脚尖到最大限度。反
复做 15 次。

第三节

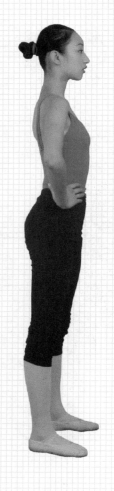 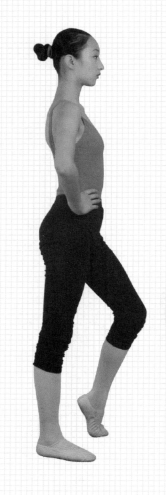 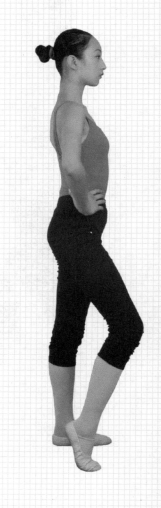

1 自然站立，两脚微分，双手叉腰。

2 两脚跟交替抬起，前脚掌着地，做竞走状。

3 反复做 20 次。